BASTEI LÜBBE

Über dieses Buch:

Die Behauptung mehr als 70 % aller Frauen hätten schon einmal ein Produkt von Rubinstein, Arden oder Lauder benutzt, ist sicherlich nicht übertrieben. Auch heute noch sind dies die bekanntesten Marken der Kosmetikindustrie. Wer aber steht dahinter?

Gern erzählte Elizabeth Arden das Erlebnis mit einem Taxifahrer, der sie vor einer ihrer Fabriken absetzte und sagte, seine Frau sei überzeugt, es gäbe überhaupt keine Elizabeth Arden, sondern irgendein geschäftstüchtiger Mann verstecke sich hinter dem Namen. Es gab und gibt diese Frauen aber tatsächlich und sie haben entscheidend Einfluß genommen, das Bild der Frau zu verändern, vor allem das Bild der Frau von sich selbst, und damit, auch das ist nicht übertrieben, unser Jahrhundert überhaupt.

Über die Autorin:

Doris Burchard, geboren in Rostock, setzt sich seit sechzehn Jahren beruflich mit dem Thema Schönheit auseinander. Als freie Autorin schreibt sie für verschiedene Publikationen, u.a. die »Frankfurter Allgemeine Zeitung«, die »Süddeutsche Zeitung«, das »Handelsblatt« und »Vital«. Doris Burchard lebt in Hamburg.

Doris Burchard

Der Kampf um die Schönheit

Jahrhundertkarrieren

Helena Rubinstein
Elizabeth Arden
Estée Lauder

BASTEI LÜBBE

BASTEI LÜBBE TASCHENBUCH
Band 61484

1. Auflage: März 2002

Für Henning

Vollständige Taschenbuchausgabe

Bastei Lübbe Taschenbücher ist ein Imprint
der Verlagsgruppe Lübbe

Lizenzausgabe: Verlagsgruppe Lübbe GmbH & Co. KG,
Bergisch Gladbach
Die Abbildungen in den Bildtafelteilen erscheinen
mit freundlicher Genehmigung der Firmen Arden, Lauder, Rubinstein, wenn
nicht anders angegeben.
Titelbild: Super Stock
Einbandgestaltung: Tanja Østlyngen
Satz: Greiner & Reichel, Köln
Druck und Verarbeitung: Clausen & Bosse, Leck
Printed in Germany
ISBN 3-404-61484-4

Sie finden uns im Internet unter
http://www.luebbe.de

Der Preis dieses Bandes versteht sich einschließlich
der gesetzlichen Mehrwertsteuer.

Inhalt

Die Jahre 1950–1960

Die Jahre 1960–1970

Anhang

Schönheit ist ein einzigartiges,
unteilbares Ganzes. Sie ist
untrennbar verbunden mit der
Vorstellung von Güte und Glück.

HELENA RUBINSTEIN

Ich will erreichen, daß eine Frau
ohne Make-up sich nackter fühlt,
als wenn sie ohne Kleider
über den Broadway gehen müßte.

ELIZABETH ARDEN

Tag und Nacht denke ich darüber
nach, wie ich die Frauen
noch schöner machen kann.

ESTÉE LAUDER

Die Jahrhundertwende

Helena Rubinstein
Von Krakau nach Australien
und London

Die zaghaften Anfänge

Elizabeth Arden
Von Kanada nach New York

Helena Rubinstein
Von Krakau nach Australien und London

Am Weihnachtstag 1870 wird im polnischen Krakau, das damals zu Habsburg gehörte, Helena Rubinstein geboren. Die Eltern, Augusta und Horaz Rubinstein, feiern überglücklich dieses Weihnachtsgeschenk, ihr erstes Kind.

Krakau, die alte, liberale Universitätsstadt, war damals keine Provinzstadt, sondern »das Paris des Ostens«, ein intellektuelles und kulturelles Zentrum mit einem blühenden gesellschaftlichen Leben und Damen von sprichwörtlicher Eleganz.

Zu diesem Zeitpunkt kann Jean-François Houbigant bereits auf fast 100 Jahre Parfumgeschichte zurückblicken und Pierre François Pascal Guerlain auf über 50 Jahre.

Die älteste von acht Schwestern, die in einer gutbürgerlichen jüdischen Familie und einem großen, alten Haus in der Nähe der Universität aufwächst, weiß davon jedoch noch nichts. Auch nicht davon, daß dreizehn Jahre später, 1883, auf der Weltausstellung in Amsterdam zum ersten Mal eine Art Lippenstift vorgestellt wird. Poetisch »Zauberstab des Eros« benannt, war er nur ein weiches Würstchen, mühsam gehalten von Seidenpapier. Für den 100 Mark teuren Luxusartikel ließ man die berühmte Schauspielerin Sarah Bernhardt werben. Helena ahnt nicht, daß all dies in ihrem späteren Leben eine große Rolle spielen wird.

Sie ist noch damit beschäftigt, ihrer eleganten Mutter Augusta bei der Toilette zuzuschauen oder ihren jüngeren Schwestern Paulina, Rosa, Regina, Stella, Ceska, Manka und Erna das Haar zu kämmen. Besonders interessiert sie sich für die Creme, die ihre Mutter täglich aufträgt, des nachts auch bei den Töchtern. Augusta erzieht sie zur täglichen Schönheitspflege, die »später das ABC meiner eigenen, einfachen Lehre werden sollte. Meine erste Creme wurde zum Eckpfeiler meines Lebens. Mit ihrer Liebe und Zuneigung hat meine Mutter etwas erreicht, das sie sich nie hätte vorstellen können.« Die Creme, eine Empfehlung der mit ihrer Mutter befreundeten Schauspielerin Helena Modjeska, wird hergestellt vom ungarischen Chemiker Dr. Jacob Lykusky und enthält angeblich eine »Mischung von Kräutern und Mandelöl mit dem Rindenextrakt eines immergrünen Baumes«. Rubinsteins langjähriger Privatsekretär Patrick O'Higgins wußte es besser: »Ich habe das Original-Rezept gelesen. Sie enthält nicht mehr als ein paar banale Kräuter, mineralisches Öl, Zeresinwachs und Sesam.« Wie Mutter Augusta die Modjeska kennengelernt haben soll, wissen wir nicht. Modjeska war die größte polnische Schauspielerin nicht nur ihrer Zeit. 1876 war sie mit ihrem Mann nach Südkalifornien ausgewandert und wurde in den achtziger und neunziger Jahren trotz ihres Akzentes die hervorragendste Shakespeare-Darstellerin Amerikas. Sie kehrte jedoch immer wieder nach Polen zurück, um auf Tournee zu gehen und um Freunde zu besuchen. Ihr zu Ehren wurde das alte Stadttheater in Krakau benannt. Gut möglich, daß die ungewöhnliche Frau ein Vorbild für die kleine Helena war und sie mit ihren Erzählungen aus fernen Ländern bezauberte.

Vater Horaz kommt in Rubinsteins Autobiographie *Mein Leben für Kunst und Schönheit* nur als »keineswegs geschäftstüchtige Persönlichkeit« vor, dem sie schon früh in seinem Kolonialwarengeschäft hilft. Zwar entstammt der »strenge und besonnene Mann«, wie seine Frau Augusta, einer begüterten Familie, doch eine verhängnisvolle Sammelleidenschaft läßt das Vermögen gänzlich verschwinden. Er muß die Familie mit dem Verkauf von Lebensmitteln en gros durchbringen.

Anstelle des Sohnes, der schon im Kindesalter starb, will der nach Helenas Aussagen »fortschrittliche« Mann die Gymnasiastin Medizin studieren lassen, was damals noch als ausschließlich männliches Gebiet betrachtet wird. Helena aber versagt, »so ernsthaft ich mich bemühte«, da sie kein Blut sehen kann. Als Ausweg sieht der Vater nur eine Heirat. Doch Helena lehnt den vom Vater auserwählten, fast doppelt so alten Mann ab. »Ich fand ihn sympathisch, aber da ich erst achtzehn war und voller romantischer Ideen steckte, wollte ich ihn nicht heiraten.« Aus Trotz verliebt sie sich in einen Medizinstudenten, der wiederum den Eltern nicht genehm ist. Der Krach im Hause Rubinstein führt zu einem Schreiben an den in Australien lebenden Bruder ihrer Mutter. Onkel Louis, ein Farmer, antwortet mit der Einladung, Helena für unbestimmte Zeit bei sich aufzunehmen. Sie ist glücklich, einer drohenden Verheiratung zu entgehen, packt zu ihren Habseligkeiten zwölf Tiegel der Schönheitscreme und begibt sich euphorisch auf die 51 Tage dauernde Schiffsreise. Die Eltern begleiten ihre Tochter auf der etwa einen Tag lang dauernden Bahnfahrt von Krakau nach Bremerhaven, wo die Liner der Norddeutschen Lloyd nach Australien ablegen. Drei Klassen halten auf den bereits recht komfortabel ausgestatteten Dampfschiffen die Distanz zwischen den Passagieren. Die Kabinen der Ersten Klasse sind im Unterschied zur Zweiten etwas geräumiger, bieten zusätzlich auch eine Sitzgruppe. Beide sind versehen mit Dampfheizung, Doppelbetten, eigener Toilette und einer Waschschüssel. Fließend Wasser ist noch unbekannt. Beide Klassen verfügen zusammen über etwa 200 Plätze. Im Zwischendeck können etwa 500 Passagiere, darunter Helena, in schlichten 6er-Kabinen unterkommen. Die Kabinen sind nicht verkleidet, sie schaut für ca. 300 Mark direkt auf die Eisenhaut. Toiletten und Waschräume muß sie sich mit den Mitreisenden teilen. Jede Klasse verfügt über ein eigenes Restaurant mit Speisekarte und ein eigenes Tanzvergnügen. O'Higgins hat später versucht, seiner Chefin zu entlocken, wie denn die Überfahrt bezahlt wurde. Ihr knapper Kommentar: »Meine Mutter verkaufte ein kleines Schmuckstück.«

Drei junge, elegante Männer – ein Engländer und zwei Italiener – lassen sie alsbald ihren Liebeskummer vergessen. Die schüchterne Helena, puritanisch streng erzogen, genießt die Aufmerksamkeit, die ihr zuteil wird, doch es bleibt wohl bei harmlosen Tanzvergnügungen, denn »selbst ein Kuß erschien mir ungehörig«.

Bei der Ankunft in Melbourne hat sie sich allerfeinst in Weiß, mit Stiefeletten und Sonnenschirm, herausgeputzt, muß aber gleich erkennen, daß ein derartiger Aufzug in diesem Land völlig deplaziert ist. Ihr Onkel verfrachtet sie auf einen offenen Pferdewagen, auf dem sie einen ihr endlos scheinenden, langen Tag dem Schmutz der staubigen Wege und der brennenden Sonne ausgeliefert ist. Bei der Ankunft in Coleraine hat sich das Weiß der Kleider in ein trauriges Grau verwandelt. Zum Glück schützte der Sonnenschirm das Gesicht, die Kleidung Arme und Beine vor Sonnenbrand. Sie hatte wohl vorher nicht die Broschüre für Auswanderer studiert, in der es heißt: »Die Auswanderer müssen keine feinen Kleider mitnehmen, sondern allein einfache und haltbare. In den meisten Theilen des Landes wird ein alter Rock ebenso gut angesehen wie ein neuer.« Kein Wunder, daß ihr Aufzug in dem kleinen Ort das Tagesgespräch ist und für einiges Gespött sorgt.

Die Gegend, in die sie kommt, ist Schafzüchter-Land – öde und weitläufig. Sie braucht mehrere Monate, um sich auf die neue, fremdartige Umgebung einzustellen und sich ein wenig Englisch anzueignen. Jede der Sprachen, die Helena lernt, wie Deutsch und Französisch, wird sie mit hartem polnischen Akzent sprechen. Ihre fast gleichaltrige Kusine Eva, die Tochter von Louis, hilft ihr dabei. Sie war nach dem Tod der Mutter bei ihrer Geburt in der Familie Rubinstein aufgewachsen.

Schon bald sieht Helena, daß den Frauen im kleinen 2000-Seelen-Ort Coleraine in Victoria etwas fehlt: eine gute Hautpflege. Während Helenas Teint dank Mamas Creme weiterhin zart und glatt ist, zeigt die Haut der Frauen deutlich die Folgen des rauhen, trockenen und heißen Klimas. Einige trauen sich, sie nach ihrem Geheimnis zu fragen, und Helena betätigt sich als Wohltäterin. Großzügig verteilt sie ihre Creme, muß aber bald schon in Krakau um Nachschub bitten.

Doch die große Nachfrage übersteigt die Möglichkeiten. Außerdem fühlt Helena sich bei Onkel Louis, dem sie bei der harten Farmarbeit als »Stadtpflanze« nichts recht machen kann, nicht mehr wohl. Er soll sich auch »Freiheiten« bei ihr herausgenommen haben. Doch wohin gehen? Sie beschließt, ihr Glück im etwa 100 Kilometer entfernten Melbourne zu versuchen, mit der sehr vagen Vorstellung, daß ihr die Wundercreme ihrer Mutter dabei schon irgendwie helfen wird.

Die im Vergleich zum Planwagen etwas komfortablere Postkutsche bringt sie in die Stadt. In Melbourne wohnt eine junge Engländerin, die sie auf der Überfahrt kennengelernt hat und mit der sie regelmäßig korrespondiert. Die mit dem Adjutanten des Gouverneurs verheiratete Frau bietet ihr Unterschlupf und den ersten Einstieg in das gesellschaftliche Leben mit seinen Bällen und Empfängen um den Gouverneur Lord Lemington. Um sich ein wenig für die großzügige Gastfreundschaft zu revanchieren, bringt Helena als Gegenleistung den beiden Kindern Deutsch bei. Ihr aber läßt der Gedanke keine Ruhe, auf eigenen Füßen zu stehen, und zwar mit Hilfe der Creme, die sie den australischen Damen, denen Schönheitspflege noch etwas ganz Unbekanntes ist, bescheren will. Sie will ihnen auch zeigen, wie sie anzuwenden ist und was sie sonst noch für ihre Haut tun können. Dafür braucht sie ein Geschäft, doch das nötige Betriebskapital fehlt. Helen McDonald, eine andere Engländerin, der sie auf dem Schiff begegnet war, ist von ihrer Idee begeistert und vom Erfolg überzeugt. Sie gibt ihr zweihundertfünfzig Pfund Startgeld als Darlehen. »Seit jenem Tag habe ich nie wieder Schulden gemacht.«

Nach wenigen Monaten schon kann Helena ihrer Gönnerin das Geld mit Zinsen zurückzahlen, denn das Geschäft boomt. Die Kundinnen strömen in ihren im zweiten Stock gelegenen Laden, den sie eigenhändig weiß streicht und dessen Vorhänge sie aus den weißen aus Polen mitgebrachten Kleidern näht. Die luftigen Korbmöbel mit Sitzen aus buntbedrucktem Baumwollstoff lassen die drei Räume einladend wirken. Gerade rechtzeitig kommen dann auch die bei Dr. Lykusky bestellten Tiegel an.

Als eine Reporterin in Sydney sich persönlich von ihrem makellosen Teint in ihrem Salon überzeugt und einen großen Artikel über sie veröffentlicht, wird sie mit Bestellungen aus dem ganzen Land überschwemmt. Der Nachschub aus Polen kann mit der Nachfrage kaum mehr Schritt halten. Außerdem erkennt Helena, daß eine Creme allein nicht ausreicht für die verschiedenen Hauttypen, die sie bei ihren Kundinnen diagnostiziert hat. Zu ihrem Glück erklärt sich Dr. Lykusky bereit, für eine Weile nach Australien zu kommen, um sie in die Herstellung der Creme einzuweihen und mit ihr zusammen verschiedene Rezepte für adstringierende Lotionen, Reinigungscremes und Medizinalseifen auszuarbeiten. Die »Creme Valaze« wird ein Riesenerfolg, kaum kommt sie mit der Auslieferung der Bestellungen nach. Ihr Privatleben beschränkt sich darauf, die interessierten Galane dazu zu mißbrauchen, ihr beim Aufkleben von Etiketten, dem Packen und Versenden und dem Schreiben von Geschäftsbriefen zu assistieren. Ihr ist durchaus klar, warum mancher nach einem solchen »Rendezvous« nicht wieder auftaucht. Nicht einmal für den Friseur hat sie Zeit, deshalb entsteht in dieser Zeit die typische Rubinstein-Frisur: das schwarze, dicke Haar streng nach hinten gekämmt und zu einem Knoten aufgesteckt. Für eine junge Frau zwar nicht schmeichelhaft, aber praktisch. Der Chignon betont ihre prominente Nase, unterstreicht noch mehr ihre eindeutig jüdischen Gesichtszüge. Eine Schönheit im herkömmlichen Sinne ist sie nicht, aber ein »Typ«.

Für Helena zählt nur das Geschäft. Bereits nach zwei Jahren weist ihr Bankkonto die stattliche Summe von zwölftausend Pfund aus. Größere Räumlichkeiten werden gesucht und in einer Siebenzimmer-Wohnung gefunden, diesmal im ersten Stock. Sie läßt ihre achtzehnjährige Schwester Ceska nachkommen, die später alle ihre Salons in England leiten wird. Ceska hat ein Chemiestudium bei Dr. Joseph Kapp in Berlin absolviert und ist für die Aufgabe bestens vorbereitet. Nur mit dem Heimweh nach dem grünen Krakau und der Familie hat die junge Frau heftig zu kämpfen. Das legt sich jedoch schlagartig, als Ceska einen jungen Engländer namens Edward Cooper kennenlernt und ihn – Helena sieht es kommen – kurze Zeit später ehelicht.

Auch einige Assistentinnen stellt Helena ein, um ihnen später die Leitung anderer Salons in Australien zu übertragen. Mit kaum zwanzig Jahren ist ihr Name auf dem Fünften Kontinent in aller Munde. Nicht zuletzt dank der guten Propaganda der englischen Schauspielerin Nellie Steward, Star einer Wandertruppe, und der Opernsängerin Nellie Melba. Beiden verhilft sie mit ihren Cremes wieder zu einer Pfirsichhaut und diese ihr aus Dankbarkeit zu noch mehr Bekanntheit.

Mit Ceska und den Assistentinnen läuft das Geschäft ganz wunderbar, auch ohne Helena. Unruhe ergreift sie, sie will Größeres. Ihre Freunde raten ihr, ihre Jugend zu genießen, doch sie träumt davon, ihren Namen in sämtlichen Hauptstädten der Welt zu sehen. »Sie begriffen nicht, daß ich am glücklichsten war, wenn ich arbeitete und experimentierte.« Ihr selbst ist klar, daß sie noch viel zu lernen hat, will sie ihre Maxime erfüllen: nicht nur Anweisungen zu geben, sondern auch in der Lage zu sein, jede Arbeit eigenhändig auszuführen. Sie strebt danach, gründliche Kenntnisse über den menschlichen Körper und seine Bedürfnisse und über den neuesten Forschungsstand der Medizin und über die Hautpflege zu erwerben. »Wien, Berlin, Paris, London! ... Das waren die Zentren des Fortschritts. Dort konnte ich berühmte Professoren und Forscher aufsuchen und mit erfahrenen Fachleuten sprechen.«

Zuerst führt sie ihr Weg jedoch zurück nach Krakau, zu einem nur kurzen Aufenthalt bei den Eltern. Sie selbst ist am meisten erstaunt, fast erschrocken darüber, wie fremd und eng ihr die Stadt geworden ist. Ihre Eltern sind sehr stolz auf den Erfolg ihrer Tochter, doch überwiegt die Besorgnis, daß ihre Helena noch keinen Mann für die Ehe gefunden hat. Seit ihrem Aufbruch vor sechs Jahren hat sich also wenig verändert. Der Abschied fällt ihr nicht schwer.

Sie reist weiter nach Paris, um ihre Studien bei dem Dermatologen Dr. Berthelot zu beginnen. Tagsüber arbeitet sie in seinem Laboratorium, erfährt alles über den Aufbau der Haut und die Faktoren, von denen das Aussehen abhängt. Nachts hält sie die Lektüre von Fachliteratur vom Schlafen ab. Sie liest über die Möglichkeiten der Schönheitschirurgie, die damals erst in den Anfängen war, über Stoffwechsel und Diät und ihre Auswirkung auf die Gesundheit. Weiter geht es mehrere Monate lang in die berühmtesten Kliniken in Europa. In Wien begegnet sie der Ärztin Dr. Emma List, die später eine enge Freundin und Mitarbeiterin in London wird. »Es war die anregendste Zeit meines Lebens, glaube ich.« In diesem Jahr in Europa wird ihr klar, daß das weite Gebiet der Schönheit ihr Lebensziel ist.

Für Ablenkung gibt es bei der Rückkehr nach Melbourne keinen Platz in ihrem Leben, sie widmet sich ganz ihrer Berufung, ist voller Pläne für die Zukunft.

Doch ohne Vorwarnung tritt ein Mann in Helenas Leben, der sie vom ersten Moment an fasziniert, mit dem sie bald mehr Zeit verbringt als in ihrer »Küche«, wie sie ihr Laboratorium zu nennen pflegte. Edward William Titus ist ein amerikanischer Journalist polnischer Herkunft und ein guter Freund einer ihrer Schwestern. Von ihr erhielt er Helenas Adresse und steht, mit einem Redaktionsauftrag für einen Artikel über Australien, plötzlich in der Tür ihres Salons. Der vielgereiste Intellektuelle eröffnet ihr die bis dahin unbekannte Welt des Theaters und der Konzerte. Doch sein großartiger Heiratsantrag: »Helena, wie ich sehe, sind Sie fest entschlossen, ein Weltreich aufzubauen. Heiraten Sie mich, dann können wir uns gemeinsam daranmachen«, kommt zum falschen Zeitpunkt. Zwar ist sie sehr in ihn verliebt, ahnt, daß dieser Mann ihr Schicksal ist, doch »ich war nicht zur Ehe bereit, hatte sogar Angst vor ihr«.

Sie flüchtet 1907 nach London, um dort mit ihrem ersten Salon in der alten Welt den Traum von der weltweiten Präsenz zu realisieren. Der Zurückgelassene verspricht nachzukommen, nachdem sie ihm klarmachen kann, daß sie ihn schon will, nur noch ein wenig Bedenkzeit braucht. Sehr bald schon wünscht sie sich, er wäre bereits an ihrer Seite, denn London erwartet sie nicht mit offenen Armen. Sie kennt niemanden, die Türen sind ihr verschlossen.

Sie ist fasziniert von dieser aufregenden, kosmopolitischen Stadt und entschlossen, die richtigen Räumlichkeiten für ihren Salon zu finden. Sie weiß, daß nur ein Haus im reichen und eleganten Stadtteil Mayfair in Frage kommt, wenn sie die gesellschaftlich wichtigen Damen erreichen will. Wochenlanges Suchen läßt sie fast verzweifeln, als sie durch Zufall von der Möglichkeit erfährt, das Haus des Politikers Lord Salisbury anzumieten. Den

Jahreszins von 8000 Pfund kann sie sich eigentlich nicht leisten, aber das hübsche Stadthaus des ehemaligen britischen Außen- und Premierministers ist genau das, was sie sich vorgestellt hat. Kurzentschlossen greift sie zu, und schon wenig später beginnen die Umbauarbeiten in den vier Stockwerken und sechsundzwanzig Räumen.

Helena vertreibt sich die Wartezeit mit Reisen nach Paris und Wien. Zum einen, um fähige Mitarbeiterinnen zu engagieren, zum anderen, um sich noch einmal auf den neuesten Stand der Wissenschaft zu bringen. Sie kann Dr. Emma List zum Umzug nach London bewegen, findet sogar noch Zeit, sich über neue Produkte Gedanken zu machen. Ihre Energie scheint unerschöpflich.

Nach London zurückgekehrt, erfüllt sich eines Tages ihr Schicksal. Vor ihrem zukünftigen Salon erwartet sie Edward Titus. Noch bevor sie sich von der freudigen Überraschung erholen kann, überfällt er sie mit den charakteristischerweise ungewöhnlichen Worten: »Die weißen Brokatvorhänge sind nett, Helena«, sagt er, »doch wenn du in London Aufsehen erregen willst, muß etwas Besseres her.« Was er meint, erfährt sie bei der vielumjubelten Aufführung der »Ballets Russes« von Sergei Diaghilew mit dem göttlichen Nijinski. Die Bühnenbilder und die Ausstattung von Léon Bakst und Alexandre Benois mit den kühnen Kombinationen von Purpur und Magentarot, von Orange und Gelb, von Schwarz und Gold beeindrucken sie zutiefst. Sie nimmt noch am selben Abend die weißen Vorhänge ab. Die leuchtenden Farben werden zum Signum ihrer Salons. So beschreibt es Helena selbst, auch die Eröffnung des Salons soll im Jahr 1907 erfolgt sein, doch trat Diaghilews Truppe frühestens im Sommer 1909 in London auf.

Edward wird ihr ständiger Begleiter, bei dem sie entspannen kann und der es sogar ab und an fertigbringt, sie die Arbeit vergessen zu lassen. Seinen zweiten Heiratsantrag im eleganten Café Royal nimmt sie mit »plötzlicher, fast beängstigender Entschlußkraft« an. Edward ist ganz das Gegenteil zur schüchternen, verschlossenen Helena: nach außen gerichtet, fortschrittlich denkend, der Zeit vorauseilend, wißbegierig und impulsiv, charmant und von nachlässiger Eleganz. Die Trauung findet mit nur wenigen Freunden auf dem Standesamt statt, mit anschließendem Essen im Savoy Grill und Flitterwochen in Nizza, wo es bereits zum erstenmal kracht – allerdings nur von ihrer Seite aus. Sie sieht den frisch Angetrauten ins Gespräch vertieft mit einem hübschen jungen Mädchen, stürzt blind vor Eifersucht in den nächstbesten Juwelierladen, kauft eine teure Perlenkette, nimmt eine Droschke zum Bahnhof und fährt zurück nach Paris. Der Gatte, der sich nicht einmal erklären konnte, folgt ihr nach, und Helena bereut, sich so töricht benommen zu haben. Die Schwäche für »Streitschmuck« aber behält sie bei, und immer sind es Perlen. Edward sollte ihr noch einigen Anlaß bieten, und so »erstritt« sie sich mit der Zeit eine beachtliche Kollektion.

Die Frischvermählten kehren zur Eröffnung des Salons nach London zurück. Ihre Wohnung richten sie im dritten Stock ein, die »Küche« wird auf den Dachboden verbannt. Neben der Tür hängt das Schild »Helena Rubinstein«, darunter in kleineren Buchstaben »Salon de Beauté Valaze«. Es soll für einige Jahre ihr Firmenlogo bleiben.

Sie muß allerdings geduldig auf Kundinnen warten, denn Presse-Empfänge sind noch unbekannt, und gegen Inserate wehrt sie sich, obwohl Edward sie dazu drängt. Wie in Australien kommen die ersten Kundinnen aus Neugier. Die einen, um zu sehen, was sie aus dem Haus des Lords gemacht hat, die anderen zur Konsultation. Doch gesehen werden wollen sie nicht, steigen oft schon an der Ecke aus der Droschke, warten tiefverschleiert, bis die Luft rein ist. Dann erst huschen sie zum Eingang. Helena spezialisiert sich auf Hautanalysen und Gesichtsbehandlungen, in ihrer »Küche« jedoch experimentiert sie mit Make-up.

Um 1908 verwenden nur Schauspielerinnen Farben für die Augen und das Gesicht, kennen die Tricks, damit das Aussehen zu verschönern. Helena schaut sich viel von ihnen ab, läßt sich in ihre Kunstgriffe einweihen. In der Öffentlichkeit aber zeigen auch sie sich nur mit einem Hauch Reispuder. Den aus China stammenden Puder verabscheut Helena, weil er den Frauen ein kalkweiß getünchtes Aussehen verleiht. Sie will ihn verfeinern, ihm Farbe geben und auch einen typischen Duft. Doch es braucht Zeit, die starren Konventionen aufzubrechen und die richtige Mischung zu finden.

Helena verlangt zehn Pfund für zwölf Behandlungen, bietet aber auch ein günstiges Jahresabonnement an, das zu wöchentlicher Behandlung berechtigt. Kaum ein Jahr nach der Eröffnung zählt sie schon stolz tausend Abonnentinnen. Zu noch mehr Kunden verhilft ihr eine Botschafter-Gattin, die an starker Akne leidet. Helena wendet bei ihr sechs Monate lang eine von Dr. List entwickelte neuartige Schälkur an. So erfolgreich, daß die Dame wiederum sämtliche Freundinnen zu ihr schickt. Als sie mit ihrem Mann nach Indien geht, erweitert sie Helenas Kundenstamm um einige Prinzessinnen mit furchtbar durch Akne entstellter Haut, die beglückt sind von den Erfolgen und sie mit funkelnden Steinen entlohnen.

London beginnt, von ihr Notiz zu nehmen, was sie mit Genugtuung erfüllt. Die Gesellschaftsjournale erwähnen sie auf den ersten Seiten, unterstützt von cleveren Werbetexten, die Edward verfaßt. Neben hautfarbenem Puder versucht sie, nun auch Rouge einzuführen.

Lady Margot Asquith, die elegante und unkonventionelle Frau des damaligen Premierministers Lord Herbert Asquith, ist die erste, die sich traut. Helena zeigt ihr mit Erfolg, wie sich ihre auffallenden Züge hervorheben lassen. Ihre begeisterten Antworten auf Komplimente lassen noch mehr Kundinnen in den Rubinstein-Salon strömen.

Lady Asquith revanchiert sich mit Einladungen in ihr Haus, auf denen Helena zahlreichen Prominenten begegnet, Künstler, Politiker und Aristokraten kennenlernt. Baronin Cathérine d'Erlanger wird eine Freundin von Helena. Sie wohnt in Byrons altem Haus in Piccadilly und führt ein sehr offenes Haus. »Mich interessiert nur, wie die Leute sind, nicht wer sie sind.« Für damalige Zeiten eine kühne Einstellung. Sie ist ebenso gebildet wie originell und lebt in internationalem Rahmen, unterhält auch ein Haus in Venedig. Im Laufe der Jahrzehnte lernt Helena Rubinstein durch sie Strawinsky, Aldous Huxley, Cole Porter, Cary Grant und Greta Garbo kennen. Ihrem Namensvetter, dem großen Pianisten Artur Rubinstein, begegnet sie bei einem Empfang der polnischen Botschaft. Beide stammen aus Polen, sind jüdischer Abstammung und kommen aus kinderreichen Familien. Ein gemeinsamer Ahne ist zu Helenas Leidwesen jedoch nicht ausfindig zu machen. Nach einem Konzert in ihrem Haus verlieren sie sich nicht mehr aus den Augen.

Durch die vielen Einladungen »wurde die Kunst, wie man Gäste unterhält, allmählich meine Liebhaberei«. Tischordnung ist ihr ein Greuel, Helena und Edward bevorzugen runde Tische, an denen zwölf Personen Platz haben. Für jeden Tisch denkt sie sich eine bestimmte Farbkomposition aus, die sie ab und zu auch auf das Essen ausdehnt, z. B. rötliche Töne: Lachs, blutiges Roastbeef, Erdbeermousse, dazu Roséwein in großen Terrakottakrügen.

Ihre Arbeit vernachlässigt sie über all diesen Aktivitäten nicht, sie braucht nur wenige Stunden Schlaf. Ständig hält sie Verbindung mit ihrer Schwester Ceska in Australien, aus Frankreich mehren sich dank der Artikel und Anzeigen in den Modejournalen die Anfragen zu ihren Produkten und Anwendungen. Ein willkommener Grund, mit Edward nach Paris zu gehen – auch um die Garderobe bei ihrem Lieblings-Modeschöpfer Paul Poiret auf den neuesten Stand zu bringen. Auf ihn kam sie durch Lady Asquith, die fast ausschließlich seine Kreationen trug und auch versuchte, sie in England zu promoten. Poiret läßt sich, wie Helena, von den strahlenden Farben der Kostüme und Bühnenbilder von Léon Bakst für Diaghilews »Ballets Russes« inspirieren, als er 1910 »Sheherazade« mit Nijinski sieht. Bei Poiret weiß sie sich in guten Händen, da er ihr den zu ihren nur 1,45 Metern passenden Stil auf den Leib schneidert. Ihm hat sie es zu verdanken, daß sie 1908 zur bestgekleideten Frau in London gewählt wird. Die von Kindesbeinen an auf modische Kleidung Bedachte weiß: »Eine aufsehenerregende Garderobe ist auf meinem Gebiet unerläßlich.« Zurück in London erregen ihre neuen Kleider denn auch die gebührende Aufmerksamkeit, doch nagt die alte Rastlosigkeit an ihr.

Ein Salon in Paris muß es sein. Im Frühling 1909 jedoch macht etwas für sie ganz und gar Überraschendes ihren Plänen fast ein Ende: Sie erwartet ein Kind. »Ich hatte mich zwar nie bewußt danach gesehnt – vielleicht infolge meiner ständigen Arbeitslast – aber die Wirklichkeit der Schwangerschaft bewegte mich tief.« Dem Ehemann ergeht es ähnlich, er verwöhnt sie mit tausenderlei Aufmerksamkeiten. Da es ihr körperlich blendend geht, blüht auch ihre Unternehmungslust. Ein neues Haus ist ihr Begehren, das mit dem Geschäft nichts zu tun hat. Natürlich soll es jetzt einen Garten haben. Außerhalb von London, im vornehmen, ruhigen Putney Heath, finden sie ein bequemes viktorianisches Haus mit zwanzig Zimmern in einem Privatpark. Es hatte dem amerikanischen Bankier Pierpont Morgan gehört und hieß merkwürdigerweise »Solna«. Zum Besitz gehören auch drei viktorianische Treibhäuser, die Helena zu hübschen Gartenzimmern mit blühenden Pflanzen, eins sogar mit Springbrunnen, umdekoriert. Jedes der Zimmer wird in einem anderen Stil eingerichtet, »so daß sich beim Gang durch die Zimmer einige der schönsten Kunstepochen aneinanderreihen«.

Edward bekommt eine eigene Bibliothek und ein Billardzimmer. Er hat das Schreiben inzwischen mit verlegerischer Tätigkeit getauscht, wodurch die Anzahl der Besucher noch zunimmt. Ein häufiger Gast ist der englische Bildhauer Jacob Epstein, durch den Helena afrikanische Skulpturen kennen und sammeln lernt. Nur wenige ihrer Freunde haben für die wachsende, ausgefallene Kunstsammlung Verständnis, doch zeigt sich später, daß Epstein sie bei den »Neger-Plastiken« sehr gut beraten hat.

Das Haus ist fertig, ihre Schwester Manka, der sie die Geschäftsleitung ohne Sorge überlassen kann, ist zu ihr nach London gezogen. Also, auf nach Paris! Die Französinnen verlangen individuelle Behandlung, wollen wissen, welches ihr Hauttyp ist, welche Creme dafür die richtige ist, wollen wissen, ob, in welcher Farbe und wie sie Puder oder Lidschatten anwenden sollen. Die schriftlichen Beratungen, so ausführlich sie auch sein mögen, reichen nicht mehr aus.

Dr. Berthelot bringt sie mit einer Russin, Madame Chambaron, zusammen. Auch ihr Metier ist die Schönheit, doch ihr Mann hatte sie vor die Wahl gestellt: entweder das Geschäft oder ich. Die beiden Frauen werden schnell handelseinig, und drei Monate vor der Geburt ihres Sohnes Roy wird Helena Besitzerin eines Salons in der Rue St. Honoré. Damit sie das Geschäft in guten Händen weiß, während sie in London ihr Kind zur Welt bringt, läßt sie die zweitälteste Schwester, Paulina, nach Paris kommen. Die Entbindung ist leicht, doch fragt sie sich, als Roy so rot und runzlig in ihren Armen liegt, »warum wir alle den Lebensweg mit so greisenhaftem, betrübtem Aussehen beginnen müssen«. Ein paar Tage später hält sie ihn allerdings bereits für das schönste aller Kinder.

Die zaghaften Anfänge

An der Schwelle zum 20. Jahrhundert haben die Frauen in Europa genug von luft- und lichtdicht versiegelten Räumen, einengenden Korsetts, riesigen Krinolinen, falschen Zöpfen und dicken Puderschichten, nicht nur auf dem Gesicht.

Die Medizin fördert den Umschwung mit der Erkenntnis, daß Sauberkeit und Bewegung, möglichst an frischer Luft, der Gesundheit weitaus zuträglicher sind als Pillen und Tinkturen. Doch erst die Cholera-Epidemie 1892 in weiten Teilen Europas bringt das Volk wirklich zur Besinnung. Die rasch fortschreitende Hygiene in allen Lebensbereichen unterstützt das Gesundheits-, Pflege- und Schönheitsbewußtsein. Das Mädchenturnen wird an den Schulen eingeführt, die dicken, dunklen Vorhänge verschwinden, Fenster und Türen in den Wohnungen werden weit geöffnet.

Es ist auch die Zeit der ersten Frauenmagazine. 1848 gründet die Schriftstellerin und Vorkämpferin der Frauenemanzipation Luise-Otto Peters in Leipzig die *Frauenzeitschrift*, muß sie aber im 2. Jahrgang wieder einstellen. Erfolgreicher ist sie 1865 mit dem »Allgemeinen Deutschen Frauenverein«, der für mehrere Jahrzehnte eine führende Rolle in der Frauenbewegung spielen wird. 1855 etabliert sich *Der Bazar Illustrierte Damen-Zeitung*, die wöchentlich bis 1933 im Verlag der Bazar Aktiengesellschaft, Berlin, erscheinen wird. Direktor: Leopold Ullstein. 1891 erscheint

Beyer's Monatsblatt im Verlag Otto Beyer, Leipzig-Berlin, das später in *Deutsche Moden-Zeitung* umgetauft wird. Untertitel in den dreißiger Jahren: »Frau Volk Welt«. Es sollte sich bis 1944 halten. 1893 gründet Helene Lange die Zeitschrift *Die Frau*, die ebenfalls bis 1944 herauskommt. Die führende Gestalt der deutschen Frauenbewegung übernimmt ab 1902 die Leitung des »Allgemeinen Deutschen Frauenvereins«.

1894 wird der »Bund deutscher Frauenvereine« in Berlin ins Leben gerufen, ein Zusammenschluß von Einzelvereinen, wie z. B. Frauen-Berufsverbände, Organisationen für Bildungs-, Berufs- und Sittlichkeitsfragen. Die ersten Frauen studieren an deutschen Universitäten.

Die Frauenbewegung Ende der achtziger Jahre wird zu einem bestimmenden Faktor für Schönheit, Mode und Haare. Neben der Gleichberechtigung in Familie und Beruf fordert sie bequeme, gesunde Kleidung und Schuhe, natürliche Frisuren, lehnt aber Schminke ab. Auch wenn die »Suffragetten« in ihrer Schlichtheit oft zu weit gehen, so bringen sie den Frauen doch die zuvor durch Konventionen stark eingeschränkte Freiheit, zu wählen, was und wie sie Kleidung, Schminke und Frisuren tragen wollen.

Parfum ist noch ein Luxusartikel, nur erschwinglich für die Oberschicht. Es darf aber keine starken Duftnoten wie Amber oder Moschus enthalten, denn die sind wegen ihrer Intensität noch verpönt. Den weniger Begüterten bleibt nur der in jeder Hinsicht billige »Sent Bon« (guter Geruch), verkauft auf Märkten in einem dünnen Glasröhrchen, das ein ordinärer Korken verschließt. 1775 gründet der französische Edelmann Jean-François Houbigant sein Dufthaus. 1792 kommt das berühmteste Erfrischungswasser auf den Markt, das »4711 Echt Kölnisch Wasser«, das beide Geschlechter zur Parfümierung auftupfen konnten. In den USA gibt es bereits vierzig Jahre früher ein Cologne, das »Number Six«, das zum Lieblingsduft des ersten Präsidenten,

George Washington, avanciert. In Amerikas ältester Apotheke Caswell-Massey, New York, Ecke 48. Straße und Lexington Avenue, kann man es noch heute erstehen. Auf der Weltausstellung 1867 in Paris aber tauchen die ersten, partiell auf synthetischer Basis hergestellten Parfums auf. 1888 kennt man schon künstlichen Moschusduft, fünf Jahre später Veilchenduft aus der Retorte, zum Patent angemeldet vom Holzmindener Chemiker Wilhelm Haarmann. Damit sind der Phantasie und der Experimentierfreude der »Nasen« keine Grenzen mehr gesetzt. Vor allem verbilligt es die Herstellung von Parfums um ein Vielfaches, macht es so erreichbar für jedermann und jedefrau.

Im Jahre 1838 setzt der französische Schriftsteller Honoré de Balzac dem Parfum ein literarisches Denkmal. Sein 300 Seiten starkes, in nur 17 Tagen niedergeschriebenes Werk trägt den einmalig langen Titel: »Geschichte der Größe und des Verfalls von Cesar Birotteau, Parfümeriehändler, Ritter der Ehrenlegion, Beigeordneter des zweiten Bezirks von Paris«.

Um 1850 herum läßt sich der Drogisten-Sohn Richard Hudnut von den französischen Frauen und ihrer Leichtigkeit im Umgang mit Kosmetik- und Parfumartikeln verzaubern und inspirieren. Zurück in New York möbelt er den Laden seines Vaters am Broadway kräftig auf und füllt ihn mit duftenden Schönheits-Artikeln, Haarpflege und Toilette-Wassern. Er kann als Vater der amerikanischen Kosmetik bezeichnet werden.

Auf der Weltausstellung 1867 in Paris präsentiert sich auch im Bereich der Haarfarben eine kleine Sensation. Nach Jahrhunderten abenteuerlichster Mixturen und Methoden zur Farbveränderung wird Wasserstoffperoxid (H_2O_2) vorgestellt, versehen mit dem romantischen Namen: Wasser des güldenen Jungbrunnens. Zwar beseitigt es keine Falten, bleicht dafür aber das Haar in kürzester Zeit zum hellsten Blond, indem es die natürlichen Pigmente auflöst. Effektiv, wenn auch nicht gerade schonend.

Bereits 1888 werden dem deutschen Chemiker Hofmann seine für damalige Verhältnisse modernen und einigermaßen zuverlässigen Haarfärbemittel auf Basis chemischer Substanzen patentiert.

Fast 20 Jahre zuvor brachte der Pariser Coiffeur Croizat ein fünfbändiges Werk über die Frisur und alle Zutaten heraus.

Elizabeth Arden
Von Kanada nach New York

Noch weiß Helena Rubinstein nicht, daß ihre stärkste Konkurrentin sich bereits daranmacht, den amerikanischen Markt zu erobern.

Davon ahnt auch das Mädchen nichts, das am 31. Dezember 1878 als Florence Nightingale Graham in Woodbridge bei Toronto in Kanada geboren wird. Es wächst als zweitjüngstes von fünf Kindern in einer Familie schottisch-englischer Einwanderer auf. Soweit sind sich die Chronisten einig. Über die Vermögensverhältnisse aber gibt es zwei Versionen. Der einen zufolge besitzt Vater William eine Farm von etwa vierzig Hektar, auf der er exotisches Gemüse anbaut, einige sogar unter Glas. Als Kolonialwarenhändler beliefert er mit seinem großen Planwagen andere Farmer. Die junge Florence erinnert sich, daß ihr Vater Pferde liebte und nur alte Vollblüter vor den Wagen spannte. Vielleicht beginnt damals schon ihre Vorliebe für edle Vierbeiner? Der zweiten Version zufolge ist Vater William ein armer Landarbeiter, der sein einziges Pferd in Schottland verkaufen muß, um die Überfahrt nach Kanada für sich und seine Frau bezahlen zu können. Seine Frau, Susan Pierce Tadd, dagegen stammt aus einer wohlhabenden Familie in Cornwall, die Rennpferde züchtete. Außerdem soll die Familie in mehreren Generationen ausgedehnten Grundbesitz angesammelt und zudem noch über eine kleine Flotte Segelschoner verfügt haben, die vor der Küste Schottlands einen Teil des Frachtverkehrs abwickelte.

Florences Vater, ein passionierter Reiter, muß sich am Anfang in Toronto mit Aushilfsjobs zufriedengeben. Kurz vor der Geburt der zweiten Tochter, Lilian, kann er eine kleine Farm in Woodbridge, nur etwa zehn Kilometer von Toronto entfernt, pachten. Mit geliehenem Geld kauft er ein Pferd, zu dem sich bald weitere gesellen.

Florence entwickelt sich schon früh zu einem perfekten Stallknecht, da die Mutter für alle Arbeiten zu schwach ist. Die älteren Schwestern Christine und Lilian führen den Haushalt, der Bruder William hilft seinem Vater auf der Farm. Die jüngste Schwester Gladys liebt Florence abgöttisch, hängt ständig an ihrem Rockzipfel. Nach einem Arztbesuch in Toronto bewahrheiten sich Vater Williams Befürchtungen: Seine Frau hat Tuberkulose, damals nur mit einer Kur zu heilen. Doch dafür ist kein Geld vorhanden. Susan Pierce Tadd stirbt, als Florence sechs Jahre alt ist. Das Kind ist verzweifelt über den unverständlichen Verlust der Mutter. Wenn sie so gut, so liebevoll und geliebt von allen war, warum mußte sie dann sterben? Nie mehr in ihrem ganzen Leben wird ihr jemand wieder so nahe stehen.

Als sie älter wird, begleitet sie den Vater auf den Markt, wo er seine Waren verkauft. Sie erkennt schnell, daß besonders die Frauen alles zu dem verlangten Preis kaufen, wenn sie sich jünger macht und als kleines Mädchen ausgibt. Eine erste Lektion in der Technik des Verkaufens.

Florence verbringt trotz des Verlustes der Mutter und der vielen Arbeit eine unbeschwerte Jugend. In der Scheune tollen die Geschwister herum, die sie nach Belieben zu ihrem eigenen Tanzboden umfunktionieren, auf dem sie alle modischen Tänze ausprobieren. Als der Can-Can kommt, werfen die Mädchen die Beine so hoch in die Luft, wie es eben geht. Florence möchte es am besten können, aber unter den Augen der Schwestern kugelt sie sich statt dessen eine Hüfte aus. Die Hüfte sollte nie richtig heilen, sich oft entzünden. Dann mußte sie das Bett hüten, manchmal monatelang. Ihr Leben lang ging sie leicht zu einer Seite geneigt.

Bereits als Siebenjährige, so geht die Legende, soll Florence ihren Puppen die Nägel manikürt und die Gesichter mit einem Gemisch aus Sand, Sahne und Banane eingerieben haben. Doch auf ihre spätere Karriere deutet erst einmal rein gar nichts hin. Das Geld für Florences Schulausbildung versiegt nach dem Tod von Susans Tante kurz vor dem Abschluß der High School. Sie hätte gern studiert, aber das kommt nun nicht mehr in Frage. Um sich selbst und den Rest der Familie versorgen zu können, muß sie etwas lernen. Sie weiß aber nicht so recht, was es sein soll. Der Vater hätte gern, daß sie auf der Farm arbeitet, doch sie führt ihre angeblich zarte Konstitution als Gegenargument ins Feld. Der Pfarrer möchte, daß sie heiratet oder Lehrerin wird. Doch weder zu dem einen noch zu dem anderen hat sie Lust. Vor allen Dingen nicht zum Heiraten. Florence ist der Meinung, daß ihre Mutter durch die Heirat alles verloren hat: die Familie, die finanzielle Sicherheit und zum Schluß sogar das Leben. Ebensowenig ist ihr nach Hauswirtschaft mit Kochen, Schneidern und Putzen zumute. Der Vater findet sie eigensinnig, verweist dann auf ihren Namen, mit dem sie doch eigentlich nur Krankenschwester werden könne. Der Gedanke gefällt der 17jährigen, vielleicht sind damit Ruhm, Auszeichnungen und die große weite Welt verbunden?

Sie geht ins nahe Städtchen Pembroke zum Orden der Englischen Fräulein, die dort ein Hospital versorgen. Nach wenigen Monaten ist sie jedoch schon wieder zu Hause. Sie könne den Geruch und die Trostlosigkeit des Hospitals nicht ertragen, ein verunstalteter Körper erschrecke sie, und der Anblick eines Kranken mache sie elend. Nun sind alle ratlos, nur sie selbst weiß, daß sie etwas Besonderes werden möchte. »Ich muß nur tüchtig darüber nachdenken, dann fällt mir schon etwas ein.«

Aus der Klinik hat sie das Rezept einer Salbe gegen Hautkrankheiten mitgebracht, die sie sich bei einem Chemiker abgeschaut hat. Florence träumt von einer Creme, die gleichzeitig heilt und verschönt, träumt von einem florierenden Versandhandel. Sie probiert und experimentiert auf Vaters Farm weiter, ihre Schwestern müssen die Creme auf der eigenen Haut testen. Die Ergebnisse sind kümmerlich, der Geruch fürchterlich, die Haut der Schwestern strapaziert und der Vater immer ungehaltener über seine nichtsnutzige Tochter.

So macht sie sich schließlich auf den Weg ins 14 km entfernte Toronto, um Arbeit zu finden. Eine Reihe von kleinen Jobs in einer Bank, einem Immobilien-Büro und einer Firma für Bruchbänder ist das Ergebnis, mit denen sie sich knapp über Wasser halten kann. Gut möglich, daß sie in dieser Zeit auf ein Büchlein mit sehr wertvollen Kosmetiktips gestoßen ist: *Harriet Hubbard Ayer's Book: A Complete and Authentic Treatise on the Laws of Health and Beauty*. Mrs. Ayer hatte bereits Ende 1880 ihre Kosmetikfirma gegründet, in der sie eine Gesichtscreme herstellte, deren Rezeptur sie angeblich von einer Reise nach Paris mitgebracht hatte. Geschickt vermarktete sie die Creme im ganzen Land mit der Behauptung, sie sei bereits von Madame Recamier benutzt worden, einer Schönheit zu Napoleons Zeiten, die einen bedeutenden politischen Salon unterhielt.

Familienstreitigkeiten hatten jedoch ein paar Jahre später dazu geführt, daß Mrs. Ayer ihre Geschäftsanteile verlor. Ab 1896 schrieb sie dann ihre sehr erfolgreiche Schönheits-Kolumne für die Zeitung *World*. Auf Wunsch vieler Leserinnen faßte sie 1899 ihre Tips auf über 500 Seiten zu einem Buch zusammen. Die Firma Harriet Hubbard Ayer arbeitet noch heute weltweit, wurde 1969 von Unilever gekauft.

1907 lernt Florence einen Freund ihres Bruders kennen, Monsieur Gaudrine. Er ist Zahnarzt mit einer kleinen Praxis und sucht eine Assistentin. Sie entschließt sich, es zu versuchen. Was für ein Gegensatz zum Hospital! Alles blitzt und glänzt, von den gläsernen Schränken über die emaillierten Tische bis hin zu den vernikkelten Instrumenten. Sie fühlt sich sofort wohl im »medizinischen Salon«, wie sie die Praxis zu nennen pflegt. Nur eines macht ihr Sorge: Nicht viele Kunden finden den Weg zu ihrem Chef, sie muß um ihren Job fürchten. Da kommt sie auf eine geniale Idee: Sie schickt einen Brief an alle Patienten, in dem sie ihnen in den schwärzesten Farben ausmalt, wie Zähne faulen oder herausfallen, wenn der Arzt nicht regelmäßig konsultiert wird. In nur einem Jahr verdoppelt sich der Umsatz ihres Arbeitgebers. Eine weitere Lektion für ihr späteres Leben.

Auf dem Behandlungsstuhl kann sie auch ganz in Ruhe die Frauen mit all ihren Makeln wie Pusteln, Wärzchen, zu dichten oder zu dünnen Augenbrauen und fahlem Teint studieren. Dazu kommen oft noch störender Körpergeruch und häßliches Haar. Die Mittelchen aus den »drug stores« helfen dagegen nicht. Florence denkt wieder an ihre Creme, weiß nun, daß sie die Schönheit der Frauen zu ihrem Beruf machen wird, daß darin ihre Zukunft liegt.

Von ihrem Bruder William, der seit einiger Zeit in New York lebt, weiß sie auch, daß sie nach Amerika muß, dem Land der unbegrenzten Möglichkeiten, der reichen Frauen, der Mode-Trends und der Schönheits-Salons. Gegen den Willen des Vaters folgt sie ihm um 1909, arbeitet kurze Zeit als Stenographin und Buchhalterin in der pharmazeutischen Firma E. R. Squibb & Sons. Dort interessiert sie sich brennend für die berühmten Laboratorien, in denen sie so oft wie möglich ihre knappe Freizeit verbringt, um den Chemikern auf die Finger zu schauen, ihnen ihre Geheimnisse zu entlocken.

Der nächste Schritt ist der entscheidende: Sie wird Kassiererin im Salon der recht erfolgreichen Kosmetik-Firma Eleanor Adair auf der schon damals für ihre hochklassigen Geschäfte bekannten eleganten Fifth Avenue. Adair, eine Irin, besitzt zudem sehr gut laufende Salons in Paris und London. Bei ihren Gesichtsbehandlungen wird der Unterkiefer, vor der intensiven Massage mit Cremes und Lotionen, fest hochgebunden. Florence, von ihrer Krankenschwester-Zeit her mit Massage vertraut, entdeckt, daß sie ein Talent dafür hat. Mrs. Adair lernt Florence auf ihre Bitten hin unter der Bedingung an, ihr kein zusätzliches Gehalt dafür zu zahlen. Ihre Trinkgelder sind das Gehalt. Bald sagen Kundinnen der »netten Kanadierin« sogar magnetische Hände nach, sie ist immer ausgebucht. Außerdem lernt sie Basisformeln für Kosmetikprodukte und erkennt durch ihre Tätigkeit an der Kasse die enormen finanziellen Möglichkeiten der Schönheitsindustrie.

Amerikas Frauen fangen gerade erst an, Schönheitspflege und ihren Nutzen für die Haut zu entdecken. Die Wissenschaft spielt dabei einen nicht unerheblichen Part. Sie macht die Schönheit seriös, indem sie beweist, daß Cremes tatsächlich Falten mindern und Akne mildern können. Auch Schminke traut sich an die Öffentlichkeit. Bis dahin galt: Nur Schauspielerinnen und Personen zweideutigen Charakters benutzen Make-up. Farbe im Gesicht wird im puritanischen Amerika als verwerflich angesehen. Wer auf der Bühne steht, dem billigt man es noch zu, solange die Schauspielerin sich in der Öffentlichkeit mit Make-up zurückhält. Alle anderen Frauen aber, die sich schminken, werden von der Gesellschaft verachtet. Florences Timing ist absolut perfekt.

Sie hat sich als Masseuse und Verkäuferin einen guten Ruf erworben. Sie ist ehrgeizig, arbeitet sechs Tage in der Woche von morgens bis abends, und in ihrer knappen freien Zeit besucht sie andere Salons, um deren Methoden und Produkte kennenzulernen. Sie fühlt sich glücklich und ausgefüllt, auch wenn sie außerhalb des Salons kein Leben zu haben scheint.

Dann entwickelt sich alles rasend schnell. Bei einem ihrer Salon-Visiten trifft sie auf Elizabeth Hubbard, die zwar keine begnadeten Hände, dafür aber bessere Produkte als Mrs. Adair zu bieten hat. Die kosmetikerfahrene Hubbard erkennt bald, ebenso wie Florence, daß sich ihre Talente vorzüglich ergänzen würden.

1909 eröffnen sie gemeinsam einen Salon. Ebenfalls auf der Fifth Avenue, im dritten Stock der Nr. 509. Die Monatsmiete beträgt 75 Dollar, eine Behandlung kostet zwei Dollar, sechs sind für zehn Dollar zu haben. Über den Firmennamen entbrennt zwischen den beiden Frauen ein heftiger Streit, denn Florence will auch den eigenen Namen auf Fenstern und Türen sehen und in Anzeigen lesen. Doch sie muß ein letztes Mal nachgeben, weil alle Kombinationen mit ihrem Namen zu lang sind oder zu ungeschickt klingen. Sie kann nur das Wort »Salon« für das Haus durchsetzen, das sie mondäner und moderner als »parlour« findet. Florence ist immerhin schon 31 Jahre alt, sieht aber aus wie zwanzig und benimmt sich auch so. Die »Teenie-Allüren« soll sie ein Leben lang beibehalten. Doch die Kundinnen bewundern ihre makellose Haut, ihre zarte Figur, vertrauen sich ihr an. Das Geschäft läuft prächtig.

Bis zum nächsten Ersten, an dem die Miete fällig wird und die Wege der beiden Frauen sich bereits wieder trennen. Der Grund: Mrs. Hubbard verlangt von Miss Graham, allein aus dem Verkauf der Produkte und der Behandlungen die Miete und die Betriebskosten zu bestreiten. Sie selbst würde sich auf die Herstellung der Produkte beschränken. Florence wäre so weniger Geld als im Adair-Salon geblieben. Die Trennung geht nach einigen heftigen Wortwechseln schnell vor sich. Florence kann, dank des besseren Verhältnisses zum Eigentümer, im Salon bleiben. Nur vier Wochen später zieht Elizabeth Hubbard vier Türen weiter in die Nr. 505. Doch die Frauen müssen, wenn sie aus den Vororten kommen, zuerst an Miss Grahams Salon vorbei …

Die Jahre 1910–1920

Die Lust an der Sinnlichkeit – die »Hochzeit« der Düfte

Helena Rubinstein
Weiter nach Paris und New York

Elizabeth Arden
Der erste Salon

Estée Lauder
Onkel Johann und die Cremes

Die Lust an der Sinnlichkeit – die »Hochzeit« der Düfte

Am Anfang des 20. Jahrhunderts hat die bürgerliche Frau die Wahl zwischen Gesundheit und Eleganz. Man lebt einerseits nach den Weisungen der Ärzte und Hygieniker, der Gebrauch von Wasser, inklusive Zahnbürste, und der Besuch beim Zahnarzt sind absolut selbstverständlich. Kinder gehen zum Turnen, schon Säuglinge machen Gymnastik, Badeanstalten und Tanzgymnastik fördern die Massensportbewegung. Dagegen verlangt die Mode Wagenradhüte, einengende Korsetts, ungesund hohe Stilettos, unnatürlich enge Röcke, auf die frau noch nicht verzichten will. Was en vogue ist, können die deutschen Frauen seit 1904 im Heft *Deutsche Frauenkleidung und Frauenkultur* nachlesen, herausgegeben vom Verband für deutsche Frauenkleidung und Frauenkultur, im Verlag Otto Beyer. Ab 1930 wird der Titel einfach umgedreht, ein Jahr später heißt das Blatt nur noch *Deutsche Frauenkultur*.

Noch um 1910 zeigen sich Frisuren schlicht und einfach, das Haar durch Ondulierung leicht gewellt. Von einem Seitenscheitel fallen sorgfältig geordnete Wellen über Stirn, Schläfen und Ohr zum Nacken, wo das Haar zu einem kleinen Knoten zusammengefaßt wird. Die Abendfrisur schmückt man mit Reiherfedern oder Straßsteinen. Um der Frisur Fülle zu geben, hilft sich die Dame mit Toupieren oder mit einer Einlage.

Doch im Ersten Weltkrieg bleibt nicht viel Zeit für Schönheitspflege oder aufwendig gelegte Frisuren. Die Männer sind größtenteils im Krieg, da heißt es überall aktiv mit anpacken, auch hart arbeiten in Rüstungs- oder Maschinenfabriken. Deshalb muß alles praktisch sein, und ohne viel Aufwand wird das Haar nun zu einem hohen, schlichten Knoten zusammengefaßt, um den ganzen Tag während der Arbeit korrekt auszusehen.

Gewaschen wird das Haar mit dem »Schaumpon« mit dem Schwarzen Kopf, das es seit 1908 nicht mehr nur parfümiert mit Veilchenduft gibt, sondern in drei Varianten: mit Ei, mit Teer und mit Kamillenzusatz. Der Erfinder des späteren Shampoos, der Hamburger Drogist Hans Schwarzkopf, wird zum Spezialisten und später zum Gründer einer der größten Firmen auf dem Gebiet der Haarpflege.

Auch auf dem Gebiet der Schönheit tut sich etwas. Die Kosmetik hat sich mit der Chemie und der Medizin verbündet. Die Röntgenstrahlen werden entdeckt, die Hormon- und Vitaminlehre festgelegt. Viele alte Hausrezepte oder geheime Tinkturen, deren Kenntnis zu früheren Zeiten noch zur »Hexe« stempelten, werden jetzt durch die Wissenschaft bestätigt: Hormone und Vitamine, die das Wachstum von Haut und Haar anregen, die Wirksamkeit von Eidotter und Milchstoffen für die Haut, die Fähigkeit des schnellen Eindringens mancher Fette wie Lanolin, die Bleichkraft von Kamille, von Kräutersuden, die Färbekraft oxydierter Metalle. Hochoffiziell mischen jetzt Laboratorien die entsprechenden Schönheitsmittel an.

Nach 1900 erleben intensive Duftnoten einen Aufschwung, die leidenschaftlichen Gefühlen einen Ausdruck geben. Das Parfum wird, was es bis in die heutige Zeit geblieben ist – eine Liebesgabe. Vor dem Ersten Weltkrieg überwiegen blumig-schwere Noten wie

»Narcisse Noir« von Caron, 1911 von Ernest Daltroff gemixt, ein Cocktail aus Narzisse, Jasmin, Orangenblüte, Zibet, Moschus und Sandelholz. Ohne »Narcisse Noir« meinte der Filmstar Gloria Swanson nicht leben zu können. Oder »Quelques Fleurs«, ein Jahr später von Houbigant kreiert, eine betörende Mixtur aus Jasmin, Flieder und Rose. Die Herren duften ab 1913 männlich nach »English Lavender« aus dem britischen Haus Yardley, das neben Lavendel Orangenblüten und Sandelholz enthält. Während des Krieges sollen romantisch-nostalgische Noten wie »Jasmirada« von Guerlain den Frauen helfen, die schweren Zeiten zu ertragen.

Nach dem Krieg kommt Exotik ins Duft-Spiel, Literatur und Kunst mischen mit. »Mitsouko«, zum Beispiel, 1919 von Guerlain mit der charakteristischen Pfirsichnote geschaffen, ist nach der japanischen Heldin des Romans *La Bataille* von Claude Farrère benannt. Zwei Jahre zuvor, nach einer Zypern-Reise 1917, hatte François Coty seinen Duft »Chypre« entwickelt. Angeregt von den Gerüchen dort und dem heimischen Moos der Eichen des Waldes von Fontainebleau. Es sollte die Ära der eher herben Chypre-Düfte einläuten, einer Duftfamilie, die sich um Eichenmoos, Labdanum, ein synthetisches Moschus, Patschouliölen, gewonnen aus den Blättern und Stengeln einer in Südost-Asien heimischen Pflanze und Bergamotte, einer Zitrusfrucht aus Süditalien, gruppiert.

Helena Rubinstein
Weiter nach Paris und New York

Helena Rubinstein konnte sich Anfang des 20. Jahrhunderts auf dem Erreichten schon ein wenig ausruhen, denn sie war von Anfang an der Meinung gewesen, daß die Schönheit sich zum größtmöglichen Nutzen mit der Medizin verbünden müßte. Deshalb hatte sie ihre »Bildungsreise« durch Europa unternommen, deren Erkenntnisse nun zum Teil schon in neuen Produkten umgesetzt waren. Die Salons in Melbourne, London und Paris weiß sie bei ihren Schwestern in den besten Händen.

So macht sie eine längere Pause, widmet sich nur der Familie und dem sehr regen Gesellschaftsleben. 1912 wird ihr zweiter Sohn, Horace, geboren. Sie beschreibt diese Zeit rückblickend als »eine glückliche, friedliche Zeit, an die ich noch heute voller Sehnsucht denke«.

Doch zwei Seelen wohnen, ach, in ihrer Brust, die alte Rastlosigkeit meldet sich wieder. »Ich mußte mir eingestehen, daß es mir nie genügen würde, nur für die Kinder zu leben« – vom Ehemann ist gar nicht erst die Rede. So zieht die ganze Familie Titus-Rubinstein im schicksalsschweren Jahr 1914 nach Paris. Edward reist voraus, findet auch bald die passende Wohnung in Montparnasse, die sie in Ruhe einrichten.

Dann endlich kann sich Helena wieder in ihr Element, die Arbeit, stürzen und den Salon in der Rue St. Honoré auf Vordermann bringen. Das macht sie mit gewohnter Gründlichkeit: Wände, Vorhänge, Möbel werden erneuert, die Behandlungskabinen erhalten einen neuen Anstrich in kräftigen Farben und weiche, flauschige Teppiche, die alle Geräusche schlucken. Die täglich wechselnden Blumenarrangements läßt sie auf die Farbe der Kabinen abstimmen. Sie selbst empfängt die Kundinnen, macht Hautanalysen und ist immer zur rechten Zeit am rechten Ort. Nebenbei entwickelt sie zusammen mit ihrem Chefchemiker im Labor von Saint Cloud neue Lippen- und Wangenfarben in allen Schattierungen, »natürlich« wirkende Make-ups und ganz zart getönten Puder. Alles für die »neue aktive Frau«, die eigentlich ungeschminkt, aber doch gut aussehen will.

Immer auf der Suche nach etwas Neuem, hatte sie die schwedische Massage entdeckt und sich seit längerem damit beschäftigt. Nicht nur dem Gesicht, auch ihrem von einengenden Korsetts befreiten Körper sollten die Frauen Gutes tun. Ob die Pariserinnen wagen würden, sich unbekleidet massieren zu lassen? Die junge Schwedin Ulla, krankenhauserfahren in der Massage, kommt ihr wie gerufen. Die Werbung übernimmt wie en passant die junge Schriftstellerin Colette. Sie wird von ihrem Mann dazu »angehalten«, Bücher zu schreiben, die er dann unter seinem eigenen Namen, Willy Gauthier-Villars, mit viel Erfolg veröffentlicht. Allerdings ist es ein offenes Geheimnis, wer der Autor dieser Bücher ist, zudem genießt Colette einen ausgezeichneten Ruf als Theaterkritikerin und einen skandalösen als Schauspielerin. Um sich zu erholen, schleicht sie, ist der Ehemann abwesend, aus dem Haus in Helenas Salon. Sie ist die erste, die von der gewagten Neuerung Gebrauch macht. Helena ihrerseits hat die Presse unterrichtet, daß »die Colette« bei ihr zur Massage erscheinen wird. Colettes Reaktion, in der unverkennbaren heiseren Stimme vorgetragen, läßt in Ullas Terminplan bald keine freie Minute mehr: »Ich habe noch nie ein so herrliches Gefühl gehabt. Jetzt bin ich allem gewachsen ... sogar meinem Mann!« Jahre später wird Colette selbst einen Versuch mit eigenen Schönheits-Produkten und einem eigenen Salon machen – allerdings nur für kurze Zeit.

Helena Rubinstein ist erfolgreich, auch auf dem glatten Parkett des Pariser Gesellschaftslebens. Das hat sie ihrer avantgardistischen Freundin Misia Natanson-Edwards zu verdanken, Polin wie sie. Misia besaß neben Charme, Esprit und lässiger Eleganz eine makellose Haut und eine formvollendete Figur, war die Muse und einflußreiche Mäzenin vieler Künstler, darunter Toulouse-Lautrec und Renoir, die sie zum Dank in Porträts verewigten. Sie war auch befreundet mit Dichtern, Schriftstellern und Komponisten. Misia hatte 1893 Thadée Natanson geheiratet, den Herausgeber der literarischen Zeitschrift *La Revue Blanche*, die von 1889 bis 1903 erschien. 1900 ehelichte sie den Finanzier Alfred Edwards, einen der reichsten und einflußreichsten Männer von Paris, dem unter anderem die bedeutende Tageszeitung *Le Matin* gehörte. Die extravagante Frau, später verheiratet mit dem katalanischen Maler José María Sert, organisiert für sie, komplett mit Gästeliste und Einladungen, den ersten »Jour fixe«. Er wird ein solcher Erfolg, daß er sich auch für ihren Salon positiv auswirkt. »Meine Kundinnen gehören zu den oberen Zehntausend«, erklärt Rubinstein stolz. Ihre Kinder allerdings sehen schon jetzt nicht viel von ihr, doch nun fasziniert und beansprucht ein neues Gebiet zusätzlich ihre ganze Aufmerksamkeit: die Kunst.

Unter Misias kundiger Leitung beginnt sie, abstrakte Bilder zu sammeln, von Juan Gris, Georges Braque und Picasso. Der Grundstock für ihre später legendäre, wenn auch, wegen ihres unterschiedlichen Niveaus, nicht unumstrittene Sammlung.

»Edward«, so heißt es in ihrer Biographie, »ging in seiner literarischen Arbeit auf und war offensichtlich glücklich.« Diese harmonische Zeit beendet der Erste Weltkrieg, der im August 1914 über Europa hereinbricht.

Anfang 1915 kann Edward, Amerikaner polnischer Abstammung, seine Frau davon überzeugen, daß es besser ist, in die Staaten zu gehen, auch der Kinder wegen. Helenas Schwester Paulina übernimmt wieder die Chefetage. Weder sie noch ihre Schwester Manka in London haben wie Helena, dank ihrer Heirat mit Titus Amerikanerin, die Möglichkeit auszuwandern. Helena fällt es sehr schwer, sich von ihrem Werk zu trennen. Das Unbekannte macht ihr angst, weiß sie doch noch nicht, welche großartigen Möglichkeiten ihr Amerika bieten wird.

Als sie an einem frostigen Wintertag in New York zum ersten Mal amerikanische Frauen mit ihren weißen Gesichtern, merkwürdig grauen Lippen und vor Kälte violetten Nasen sieht, begreift sie das unermeßliche Potential für ihre Produkte. Edward sagt sie noch nichts von ihren Beobachtungen. »Wir mußten zuerst einen Wohnsitz und eine Schule für die Kinder finden und uns den vielen Einzelheiten des Fußfassens widmen.« Ein Haus mit großem Grundstück finden sie im Frühjahr in Greenwich, Connecticut, außerhalb von New York. Für die beiden Jungen ein herrliches Gelände, denn ein großer Park zieht sich bis zu einem See hinunter. Roy besucht eine Schule im kleinen Westchester, während Horace noch seine Freiheit genießt. Umbauten am Haus und die Einrichtung der Räume nehmen den Rest des Jahres in Anspruch.

Dann aber hält Helena nichts mehr. Sie eröffnet ihren ersten Salon auf amerikanischem Boden an der 49. Straße, Nr. 15, auf der East Side, direkt um die Ecke vom Arden-Salon.

Natürlich erscheint Helena nicht persönlich im Salon der Konkurrentin. Sie schickt eine Bekannte zur »Industrie-Spionage«, die ihr alsbald Meldung von der Einrichtung, »rosa, viel zu amerikanisch!«, macht und die dort angebotenen Produkte mitbringt.

Helena unterzieht alle einer eingehenden Prüfung. Besonders angetan ist sie von einer japanisch anmutenden Puderdose aus Metall. »Mit ihrer Verpackung und meinen Produkten könnten wir die Welt aus den Angeln heben!« Noch in einem Interview im Jahr 1950 sagt sie: »Elizabeth Arden legt größten Wert darauf, ihre Fläschchen und Cremes so hübsch und elegant wie möglich aufzumachen. Das glückt ihr auch. Ich lege größten Wert auf das, was in den Fläschchen und Dosen enthalten ist.« So werden Arden-Produkte oft als Geschenke gekauft, Rubinstein-Präparate aber für den Eigenbedarf.

Rubinstein beobachtete ihre Konkurrentin immer mit größtem Interesse, vor allem deren Aussehen. Einmal flüsterte sie auf einer Party in ihrem charakteristischen Stakkato zu O'Higgins: »Sieht wohl aus! Tolle Haut, gutes Kinn, aber zuviel Farbe im Haar für ihr Alter!« Ihr eigenes färbte sie alle sechs Wochen mit einem Mittel aus ihrem Hause.

Die Wände ihres Salons läßt sie mit dunkelblauem Samt zwischen rosa gestrichenen Holzleisten ausschlagen und die Stilmöbel mit blaßblauer Seide bespannen. Die Skulpturen ihres Landsmannes Eli Nadelmann, den sie durch Käufe immer wieder unterstützt, geben den Räumen eine besondere Note. Die Vorbereitungen zur Einweihung gleichen einem bis ins Detail ausgetüftelten Schlachtplan. Edward ist dabei unverzichtbar. Ihm gelingt es sogar, aus einer Zeitungsredaktion eine Kopie der legendären Einladungsliste der »1500« von Mrs. Astor, der Frau des Hotel- und Zeitungsmagnaten Jacob Astor, zu besorgen. Helena sendet nur den in New York ansässigen Damen Einladungen, handgeschrieben und von livrierten Pagen überbracht. Außerdem findet ein Presseempfang statt, zu dem Edward eine Mappe mit allen erforderlichen Daten, auch die seiner Frau, erstellt hat. Helena hat sich kurzerhand um elf Jahre verjüngt, um die Konkurrentin Elizabeth Arden alt erscheinen zu lassen. Die allerdings zog ein paar

Jahre später nach, womit sie dann wieder vier Jahre jünger als Helena war.

Der aufwendige Empfang im Februar 1916 wird ein rauschender Erfolg, wie sich leicht am umfangreichen Presseecho ablesen läßt. Helena im Poiret-Modellkleid ist fast in jedem Blatt abgelichtet. Mit ihrem Salon und ihrer Garderobe bringt sie europäisches Flair nach New York. Ein Vorab-Bonus, den die neugierigen, eher puritanischen Kundinnen schnell bestätigen. Wie in London eilen sie auch hier tiefverschleiert durch das Portal, um im dritten Stock des anonymen Bürohauses zu verschwinden. Noch gibt es nur die Gesichtsbehandlungen. Helena wagt weder die dekorativen Artikel noch die Massage anzubieten, um ihrem Salon einen seriösen Anstrich zu geben.

Mit dem Ende des Krieges aber sollte sich das ändern. Die amerikanischen Soldaten bringen aus Europa einen neuen Begriff der emanzipierten Frau, besonders auf dem Gebiet der Mode und der Kosmetik, mit nach Hause. Aber auch die amerikanischen Frauen sind selbstbewußter geworden, während sie ohne ihre Männer auskommen mußten.

Doch erst einmal startet Helena mit Edwards Hilfe eine Anzeigenkampagne für ihre Produkte in den führenden Frauenzeitschriften und Tageszeitungen. Der Sommer 1916 wird heiß, und so rät sie den Frauen, wie schon damals in Australien, die Haut zu schützen.

Der heute etwas gravitätisch und altmodisch wirkende Text bezog sich auf ihre Autorität in Sachen Schönheit: »Sommersprossen und Sonnenbrand lassen sich verhindern. Helena Rubinstein verspricht ein Vorbeugungsmittel gegen die Schäden, die bei Frauen mit empfindlicher Haut durch die Sonne entstehen. Eine so kühne Behauptung dürfte kaum von anderer Seite als von Madame Helena Rubinstein vorgebracht werden. Ihre einzigartige Stellung als Autorität auf dem Gebiet der Schönheitspflege wird überall anerkannt. Zu den Kundinnen ihrer Institute in London und Paris, die sich als *Maison de Beauté Valaze* einen Namen gemacht haben, zählt Madame Rubinstein viele berühmte Schönheiten und Damen von höchstem Rang an europäischen Höfen.« Dann folgt noch eine wissenschaftliche Erklärung zur schädlichen Wirkung der Strahlen. Die Werbung zeigt Wirkung. Auch in anderen Städten Amerikas wollen die Frauen nun ständig von Helena verwöhnt werden, nicht nur bei ihren Trips nach New York.

Helena kommt mit den Bestellungen und der sie täglich fordernden Arbeit kaum noch zurecht. Sie vermißt die Hilfe ihrer Schwester Manka, mit der sie sich von Kindheit an besonders gut verstanden hat. Ihr Hilferuf über den Ozean wird aus London positiv beantwortet. Es gelingt Manka trotz des großen Andrangs nach dem Krieg, eine Passage nach Amerika zu bekommen. Die Bemühungen waren sicherlich nur dank guter Beziehungen und etwas Geld an der richtigen Stelle von Erfolg gekrönt. Nur zwei Monate später trifft sie in New York ein.

Während sie sich um den Salon kümmert, reisen Helena und Edward durch Amerika. Im Jahr 1917 eröffnen sie Salons in San Francisco, wo sie sofort Erfolg mit der »Schwedischen Massage« haben, in Philadelphia und Boston. Etwas später beansprucht Helena ihren Marktanteil neben der Rivalin in Washington und Chicago. Mit einer Filiale in Toronto kommt sie Miss Arden auf dem kanadischen Markt sogar zuvor. Die revanchiert sich 1920 mit einem Salon in Paris.

Eine neue Entwicklung hält Helena zudem in Atem: Kaufhäuser wollen ihre Produkte verkaufen. Viele sind darunter, die sich vorher vergeblich um eine Arden-Lizenz bemüht haben. Grundsätzlich ist sie nicht dagegen, doch was geschieht mit der persönlichen Beratung der Kundin, einer der Säulen des Rubinstein-Geschäfts? In ihren Salons arbeiten ausgebildete Kosmetikerinnen, die bei ihr und Manka in die Lehre gegangen sind, bestimmen den Hauttyp, empfehlen Produkte. Auch Bestellungen kommen überwiegend von Frauen, die vorher schon einmal im Salon gewesen sind und genau wissen, was sie brauchen.

Nach intensiver Beratung mit Manka und Edward entschließt sie sich, es mit dem renommierten Kaufhaus »The City of Paris« in San Francisco zu versuchen. Die Geschäftsleitung erklärt sich bereit, eine große Anzahl Rubinstein-Produkte zu ordern und in ansprechendem Rahmen zu präsentieren.

Helena ist zufrieden mit dem, was sie sieht, und schult nach Feierabend gemeinsam mit Manka die Abteilungsleiterinnen. Die wiederum geben das Wissen mit Erfolg an ihre Angestellten und Kundinnen weiter. Zum Start stehen Helena und Manka persönlich am Stand. Die Schwestern Rubinstein, groß angekündigt in den Zeitungen rund um San Francisco, erregen Aufsehen und sorgen für großen Zulauf und dementsprechenden Umsatz. Vor allen Dingen Helena, inzwischen fast fünfzig, versteht es, allein mit ihrer gepflegten Erscheinung und der mehrmals am Tag wechselnden Garderobe, die Damen in Verzückung zu versetzen. Das europäische Flair wirkt wie ein Magnet.

Andere Kaufhäuser, wie »Halle Brothers« in Cleveland, folgen. Die Schwestern starten einen regelrechten Kreuzzug im Namen der Schönheit durch das Land. »Von vierundzwanzig Stunden verbrachten wir achtzehn entweder mit Bahnfahrten oder konzentrierter Arbeit. Wir lebten aus den Koffern wie Schauspielerinnen auf Tournee.« Diese anstrengende, aber sehr persönliche Methode wird von Manka viele Jahre beibehalten, später folgt ihr darin Mala Rubinstein, Helenas Nichte.

Make-up ist zu dieser Zeit immer noch Filmstars, den neuen Schönheits-Idealen, vorbehalten, an denen sich aber immer mehr amerikanische Frauen orientieren. Ein Stummfilm-Star verhilft Helena zum Durchbruch auf diesem Gebiet.

Theda Bara, eigentlich Theodosia Goodman, ein Star der Fox-Studios, wird systematisch zur »femme fatale« und Amerikas erster Sexbombe aufgebaut. Doch die Kameratechnik ist noch nicht soweit, neben ihren Kurven auch ihre außerordentlich schönen Augen richtig zur Geltung bringen zu können. Das Studio bittet Helena um Hilfe, die dank ihrer umfangreichen Experimente auf diesem Gebiet das gewünschte Ergebnis erreicht. Für Theda Bara kreiert sie den Vamp-Stil. Sie tönt die Lider leicht und zieht die Tönung dramatisch hoch bis zum Schläfen- und Brauenansatz. Die Wimpern werden mit einer dunklen Paste betont, die (Sensation!) auch im Scheinwerferlicht nicht zerfließt. Der »Look« ist perfekt, die Presse spart nicht mit Applaus und willkommener Werbung. Helena wird nicht müde zu betonen, daß *jede* Frau die Augen mit den Rubinstein-Produkten und etwas Übung so dramatisch betonen kann. Augenfarbe findet jetzt seinen Platz auf dem Badezimmerregal neben den Pflege- und Puder-Produkten.

Die Geschäfte in den USA florieren, die beiden Söhne sind in einem guten Internat untergebracht. Endlich kommt im November 1918 das von allen ersehnte Ende des Krieges. Wie sieht es jetzt wohl in Europa aus, wie geht es den Eltern in Krakau, was machen die Salons in London und Paris?

Elizabeth Arden
Der erste Salon

Im Jahre 1910 werden »Elizabeth Arden«, ihre Firma und die Rote Tür geboren. Florence Nightingale Graham ist jetzt 32 Jahre alt und obwohl erst seit zwei Jahren im Geschäft, erkennt sie, daß dieser Name nicht den gewünschten mondänen Klang trifft, den sie sich für ihr Geschäft wünscht. Den Vornamen, der immer noch auf der Scheibe steht, übernimmt sie von ihrer ehemaligen Mitstreiterin – einer anderen Version zufolge einer viktorianischen Novelle, *Elizabeth and Her German Garden* –, den Nachnamen angeblich einem romantischen Gedicht des englischen Dichters Alfred Tennyson, *Enoch Arden*, oder einfach, weil A der erste Buchstabe ist. Wie auch immer: Der Name bleibt und wird ein Erfolg.

Ihr Bruder, inzwischen als Bauunternehmer erfolgreich, gibt ihr einen 6000-Dollar-Kredit. Damals eine enorme Summe, wenn man bedenkt, daß der durchschnittliche Jahresverdienst bei 700 Dollar lag. Sie investiert das Geld hauptsächlich in die Ausstattung des Salons und die Rohstoffe für ihre Produkte. Die Tür des Salons läßt sie leuchtendrot streichen, die Wände mit rosa Damast beziehen, eingefaßt mit rosa Satin. Rosa sind auch die Porzellanbecken, ebenso wie die Frotteetücher und die Friseurumhänge und die Kittel der Kosmetikerinnen. Da Rosa ihre Lieblingsfarbe war, bleibt im dunkeln, woher die Idee der roten Tür stammt. Aber wie mit ihrem Namen hat sie auch hier das Richtige getroffen: Die rote Tür bleibt und ist bis heute ihr Erkennungszeichen.

Die Räume sind mit Möbeln in französischem und venezianischem Stil ausgestattet. Innerhalb weniger Monate zahlt sie William den Kredit zurück, doch nur, um ihm zu beweisen, daß sie erfolgreich ist. Die Anzeigen für den Salon verschlingen hohe Summen, und sie beschäftigt inzwischen zwei Angestellte. Nach Salonschluß arbeitet sie deshalb noch als Maniküre in ihrem kleinen Mietzimmer. Mehr Kundinnen müßten es sein, aber wie erreicht man sie? Sie erinnert sich an ihre Friseusen, die Schwestern Jessica und Clara Ogilvie. Sie beschließt, sich mit ihnen zusammenzutun und deren älterer Schwester Gladys, die einen modischen Hutsalon betreibt. Die drei arbeiten bereits nach einem cleveren System: Wer bei Gladys einen Hut kauft, erhält den Rat, sich dazu auch eine neue Frisur und die exklusiven Produkte zur Haarpflege zuzulegen, und umgekehrt passe zur neuen Frisur doch jetzt wunderbar auch ein neuer Hut. Hier möchte Elizabeth mit ihrem Ganzkörper-Schönheitsprogramm, das bereits auch Yoga-, Fecht- und Steptanzkurse beinhaltet, die vierte im Bunde sein. Sie kann die Schwestern überreden, mit in ihren Salon zu ziehen. So sparen alle vier, und das Konzept funktioniert perfekt.

Sie arbeitet tagsüber ohne große Pause, abends, nach Geschäftsschluß, experimentiert sie in ihrem kleinen Labor mit neuen Produkten. Besonders haben es ihr die Rougetöne und sanft getönter Puder angetan. Alles probiert sie erst bei sich selbst aus und entwickelt dabei eine eigene Schminktechnik. Bald kann sie die Schwestern Ogilvie und alle Angestellten vom Nutzen der Farbe fürs Gesicht überzeugen, dann auch die Kundinnen.

1914 eröffnet sie bereits die erste Filiale in der Hauptstadt Washington D. C., die ihre eigene Schwester Gladys erfolgreich leitet, kurz danach eine weitere in Boston. Die Kaufhäuser haben inzwischen entdeckt, welcher Umsatz sich mit der Schönheit machen läßt. »Stern Brothers« an der 42. Straße West sind die ersten, die ihr das Angebot machen, Arden-Produkte zu präsentieren, gleich darauf das vornehme »Bonwit Teller«. Kaufhäuser in Washington und Boston folgen.

Um in der Lage zu sein, diese Nachfrage zu befriedigen, braucht sie größere Produktionsräume und Kapital zum Einkauf der nötigen Zutaten. Sie ist zwar ohne Schulden, macht gute Umsätze, hat aber keine Rücklagen bilden können. In ihrer Bank trägt sie ohne Schnörkel einem freundlichen, jungen Mann mit modischem Schnurrbart ihre Pläne und Kreditwünsche vor. Thomas Jenkins Lewis findet Gefallen an der hübschen Frau, sie aber zeigt sich gänzlich unbeeindruckt von ihm, denkt ungeduldig nur an das Geld. Er bewilligt es Miss Arden, die beschwingt die Bank verläßt. Bald sollten sich ihre Wege wieder kreuzen.

1914 ist auch das Jahr, in dem sie privat von Miss Graham zu Mrs. Graham wechselt. Dabei bleibt es auch nach ihren zwei Ehen. Für das Geschäft bleibt sie weiterhin Miss Arden, Rubinstein war immer Madame, Lauder immer Mrs. Lauder. Und 1914 ist schließlich auch das Jahr ihrer Paris-Reise. Obwohl am Horizont bereits die Kriegswolken drohen, hat Elizabeth aus unerfindlichem Grund davon nicht viel mitbekommen. Erst in Frankreich merkt sie, daß die Zeit knapp ist. So kommt es zu einer wahren »Besuchs-Orgie« von Schönheits-Salons, vier bis fünf pro Tag. Sicher hat sie sich dabei auch das bereits berühmte *Maison de Beauté Valaze*, inzwischen umbenannt in *Maison de Beauté Helena Rubinstein*, angesehen. Sie hat das später verneint, wie beide Frauen bis an ihr Lebensende behaupten werden, einander nie begegnet zu sein.

Elizabeth Arden ist hingerissen von der Vielzahl der Düfte und den wunderschönen Flakons in den Geschäften der französischen Hauptstadt und kauft alle, derer sie habhaft werden kann.

Hier sieht sie auch das erste Mal ganz normale Frauen mit Augen-Make-up. Sie ist schockiert, denn in Nordamerika tragen damals nur Frauen zweifelhaften Rufs »so etwas«, und gleichzeitig ist sie fasziniert von den Möglichkeiten des Ausdrucks. Auch von den Make-up-Produkten nimmt sie mit, was sich ihr bietet. Sie beansprucht deshalb für sich, als erste Lidschatten und Wimperntusche nach Amerika gebracht zu haben. Helena Rubinstein war ihr allerdings zuvorgekommen. Gerne wäre sie zu Studienzwecken noch eine Weile durch Europa gereist, doch der Krieg macht diesen Plänen ein Ende.

Nur mit Mühe ergattert sie eine Passage auf der luxuriösen »Lusitania« der Cunard-Linie von Cherbourg oder Le Havre nach London und von dort nach New York. Zu der Zeit gibt es schon kein Zwischendeck mehr, die Kabinen sind klimatisiert, und die Touristenklasse, die etwa 400 Mark kostet, umfaßt nur noch vier Betten. Bei Elizabeths nicht gerade rosiger finanzieller Lage wird sie sicherlich die Touristenklasse gewählt haben. Auf dem Schiff trifft sie Thomas Jenkins Lewis wieder, der an ihrem Tisch einen Platz hat. Sie braucht eine Weile, um sich zu erinnern, woher sie ihn kennt, so wenig hat sie ihn damals beachtet. Auf der knapp fünf Tage dauernden Überfahrt und der Abgeschiedenheit des Ozeandampfers haben beide, besonders Elizabeth, Gelegenheit, einander kennen- und schätzenzulernen. Sie verbringen jede Minute miteinander. Geduldig hört er zu, wenn sie begeistert von ihren Erlebnissen und Einkäufen in Paris und ihren zukünftigen Plänen in New York berichtet. Sie merkt, wie schön es ist, sich nicht nur geschäftlich mit jemandem austauschen zu können, sondern auch eine Schulter zum Anlehnen zu haben. Nicht ohne Wirkung bleibt, daß der 38jährige Tom Lewis sich als hervorragender Tänzer erweist, der sie zu den modischen Tänzen wie Tango und Foxtrott über das Parkett wirbelt. Ungeklärt bleibt, wann Elizabeth die Zeit gefunden haben soll, diese Tänze zu lernen.

Am letzten Abend offenbart er ihr seine Gefühle, doch die im Umgang mit Männern unerfahrene 36jährige reagiert zu seiner Überraschung völlig anders als von ihm erwartet. Von Panik erfaßt wirft sie ihm alle möglichen Gründe an den Kopf, die gegen eine Heirat sprechen: ihr fortgeschrittenes Alter, die schlechten Erfahrungen ihrer Mutter mit der Ehe und noch einiges mehr. Tom Lewis weiß nicht, wie ihm geschieht, er zieht sich erst einmal zurück. In New York trennen sich ihre Wege.

Elizabeth stürzt sich wieder in die Arbeit. Sie versucht schon seit einer ganzen Weile, eine Creme herzustellen, die »leicht wie geschlagene Sahne« aussieht und sich auch so anfühlt. Erfolg hatte sie damit noch nicht. Das Glück ist ihr hold, als die renommierte Firma Parke-Davis es ablehnt, die Analysen ihrer in Paris so zahlreich gekauften Produkte vorzunehmen. Für die Firma ist es ein zu kleiner Auftrag. Man empfiehlt ihr aber ein kleineres Unternehmen, Stilwell and Gladding. Der Mitinhaber, A. Fabian Swanson, ist bereit, das Gewünschte in Eigenverantwortung durchzuführen. Anfang 1915 schließen sie einen Vertrag, der viele Jahre halten und für beide Seiten höchst zufriedenstellend verlaufen soll. Sie erzählt ihm von ihrer Traum-Creme, er verspricht, sein Bestes zu geben. Eines Nachmittags ist es soweit: Swanson präsentiert seine Kreation. Elizabeth ist entzückt, genau so hat sie sich die Creme vorgestellt: ein Aussehen wie geschlagene Sahne, ein Gefühl wie Samt, ein leicht pudriger Duft, eine Konsistenz, die sich hervorragend als Puderunterlage auftragen läßt. Sie nennt sie »Venetian Cream Amoretta«. Swanson erhält sofort den Folgeauftrag, ein leichtes Reinigungswasser. Auch dies entspricht ihren hohen Anforderungen. Die Lotion heißt »Elizabeth Arden's Ardena Skin Tonic«. Endlich sieht sie sich fast am Ziel: ihr Name nicht im Munde, sondern auf der Haut aller Frauen.

Die Nachricht von Helena Rubinsteins Ankunft aus Paris auf der Flucht vor dem Krieg in Europa läßt das Haus Arden zur

Hochform auflaufen. Rubinstein ist schließlich in Australien und Europa bereits fest etabliert. Ein guter Ruf und das europäische Flair eilen ihr voraus. Madame erwirbt ein Haus nicht weit entfernt, das – ganz klar – zum Salon ausgebaut werden soll. Außerdem annonciert Helena Rubinstein in *Vogue* mit einer ganzseitigen Anzeige ihre Ankunft, preist die Vorzüge ihres Salons und die Wirksamkeit ihrer Produkte. Elizabeth kontert mit Anzeigen, die ihr Haus schlicht als »den größten und elegantesten Schönheitssalon der Welt« bezeichnen. Um der Konkurrentin nicht den Hauch eines Vorteils zu lassen, zieht Elizabeth in größere Räumlichkeiten in die Nr. 673 Fifth Avenue. Der »Salon d'Oro« wird wohl von ihr so benannt wegen der güldenen Decke und des vielen Geldes, das sie hineingesteckt hat. Rosa ist natürlich auch hier die beherrschende Farbe. In den alten Räumen lagert nun die Ware, eine Abfüllanlage wird installiert. Dort bietet sie auch Ganzkörper-Massagen an.

Ein Anruf von Thomas Lewis unterbricht ihre hektischen Tätigkeiten. Er berichtet ihr vom tragischen Untergang »ihres« Schiffes, der »Lusitania«. Sie nimmt seine Einladung an. Bei einem Essen sprechen sie über den Torpedotreffer, der das Schiff mit zivilen Passagieren auf dem Weg von New York nach Southampton versenkt und 1195 Opfer gefordert hat. Beide schaffen es nicht, über sich oder ihre Beziehung zu reden. Kurz darauf erscheint Tom in Uniform in ihrem Büro, er hat sich freiwillig zur Armee gemeldet. Sie ist wütend, daß er ihr nichts gesagt hat, muß sich und ihm schließlich eingestehen, daß sie ihn liebt.

Da seine Abreise nach Europa jeden Augenblick erfolgen kann, findet die recht unromantische Hochzeit schon bald statt. Elizabeth nimmt sich an ihrem Hochzeitstag nachmittags nur eine knappe Stunde für die Trauung frei, dann arbeitet sie noch bis 20 Uhr. Tom holt sie zu einem festlichen Essen im St. Regis Hotel ab, wo sie auch die von ihr nicht gerade herbeigesehnte Hochzeitsnacht verbringen. Von Leidenschaft wird bei Miss Arden nur im Zusammenhang mit ihrem Geschäft und später mit ihren Rennpferden gesprochen.

Es gelingt ihr, den Salon Anfang 1916, nur ein paar Wochen vor Helenas grandiosem und vielbeachtetem Opening, zu eröffnen. Das Ereignis fällt nicht ganz so aufwendig aus, doch das Echo in den Zeitungen und Illustrierten kann sich sehen lassen.

Ein kurzer Ausflug in die Modebranche jedoch erweist sich als teurer Flop. Ihre zumeist blauen und rosa Kleidchen mit den jeweils in der Kontrastfarbe abgesetzten Schleifchen sollen zu Haute-Couture-Preisen an die Damen verkauft werden, die wegen des Krieges auf die Pariser Mode verzichten müssen. Die verwöhnten Kundinnen aber würdigen die Modelle keines Blickes. Schweren Herzens stellt sie die Produktion wieder ein. Ihre Aktivitäten entzünden ihre alte Hüftverletzung. Die Schmerzen quälen sie, und die ärztlich verschriebenen Mittel bringen keine Linderung. Die findet sie erst bei Yoga-Lehrern in ihrer Nachbarschaft und erkennt sofort klug die Basis für ein weiteres Angebot ihrer Salons: Leibesübungen. Zur damaligen Zeit ein Novum, das sie geschäftstüchtig auszubauen weiß.

1916 ist auch das Jahr, in dem Miss Ardens berufliche Anfänge gelöscht werden: Ihre ehemalige Partnerin, Mrs. Hubbard, und ihre erste Arbeitgeberin, Eleanor Adair, müssen ihre Salons schließen. Auch die Ogilvie-Schwestern können mit der hauseigenen Konkurrenz nicht mehr mithalten. Elizabeth bietet neben der bei Adair erlernten Massage inzwischen auch alles rund um die Frisur an.

Eine bedeutende Rolle bei ihrem geschäftlichen Aufstieg nach dem Krieg sollte auch Ehemann Tom spielen. Erst einmal aber muß Elizabeth auf ihn verzichten. Am 6. April 1917 treten die USA in den Krieg ein. Tom wird nach Europa verschifft.

Während der Krieg in Übersee tobt, schärfen die Rivalinnen des Schönheits-Business in der Fifth Avenue ihre Krallen. Eine teure, unnütze Auseinandersetzung und Kraftanstrengung, denn inzwischen verkraftet der Markt weitaus mehr als nur zwei ihrer Art. Doch vielleicht brauchen sie beide die Konkurrenz, um sich zu Höchstleistungen aufzuschwingen. Über fünf Jahrzehnte währt der Kampf, der den Frauen in aller Welt nur recht sein konnte. Sie wußten: Aus diesen beiden Häusern ist nur das Beste in der Schönheitspflege zu erwarten.

Arden scheint gegenüber Rubinstein einen kleinen Heimvorteil zu genießen. Ihr Produktangebot ist größer als das ihrer Konkurrentin, die sich mehr auf den Aufbau ihrer Salonkette in aller Welt konzentriert. Rubinstein nennt 1918 in den USA Salons in New York, Chicago, San Francisco, Philadelphia, New Orleans und der Spieler-Stadt Atlantic City ihr eigen, ist bereits in Australien, London und Paris vertreten. Darüber vergißt sie dennoch nicht die Entwicklung neuer Produkte.

Arden ist zwischen 1915 und 1920 der größte Kosmetik-Produzent der Welt. Nicht schlecht für jemanden, der erst 1910 mit dem Geschäft angefangen hat. Ihr Sortiment umfaßt im Jahr 1920 108 Produkte und 595 Referenzen. 1925 macht sie allein mit den Verkäufen in den USA zwei Millionen Dollar Umsatz. Dazu kommen die Umsätze des Auslands und der Salons in New York, Boston, Palm Beach, Newport, Washington und San Francisco.

Weitere Firmen drängen auf den Markt, begierig nach einem Stück vom offensichtlich großen Kuchen. Doch sie schmeicheln mehr Ardens Eitelkeit, als daß sie eine wirkliche Konkurrenz darstellen. So z. B. Dorothy Gray, eine ehemalige Angestellte von Arden. Sie behauptet unverfroren, eine ehemalige Partnerin von Miss Arden zu sein, deren Cremes auf ihren eigenen Original-Rezepten basierten. Elizabeth kontert mit Anzeigen, die den Sachverhalt richtigstellen.

Thomas Lewis kehrt nach dem Krieg, Ende 1918, wohlbehalten zu seiner Frau zurück. Er ist um die vierzig und verspürt keine große Lust, wieder in der Bank zu arbeiten. Es herrscht die Prohibition, und er widmet sich dem verbotenen Alkohol und dem Müßiggang. Seine hart arbeitende Ehefrau ist darüber alles andere als entzückt. Mehr als ein lautstarker Streit erschüttert die Festen ihres Hauses. Beider Stunde kommt, als bei einer Steuerprüfung die Führung der Bücher moniert wird. Die waren bis dahin von Irene Delaney, genannt Lanie, geführt worden, der Leiterin ihres Salons in New York. Wozu hat man einen Experten im Haus? Tom erklärt sich zur Mitarbeit bereit, unter der Bedingung, daß zukünftig alle Ausgaben mit ihm abgesprochen werden müssen. Elizabeth weist kühl darauf hin, daß sie der Boß ist und er ein Angestellter. Es wird dennoch ein Agreement, das beide nicht bereuen sollen. Tom ist beschäftigt, Elizabeth kann mit ihm über alles Geschäftliche sprechen, und sie hat ihn unter Kontrolle. Tom ist clever genug, sich auf seinen Bereich, Finanzen und Produktion, zu beschränken. Er richtet sich ein eigenes Büro ein, betritt fast niemals die Domäne seiner Frau, den Salon. Er versteht sich prächtig mit Fabian Swanson, der inzwischen seinen Anteil an Stilwell and Gladding verkauft hat und nur noch für Arden arbeitet. Beiden ist klar, daß der Kosmetikmarkt sehr schnell expandieren wird. Daran wollen sie natürlich teilhaben, aber das erfordert Personal und Reisen in die Provinz, wo Arden kaum bekannt ist.

Gladys, inzwischen geschieden und mit ihrem Sohn John Barnaba wieder in New York, kommt da gerade recht. Gegen den anfänglichen Widerstand von Elizabeth macht sie sich auf den harten, beschwerlichen Weg, neue Verkaufsstellen aufzutun. Sie ist mit der ihr eigenen Zähigkeit und Überredungskunst so erfolgreich, ihre Bestellungen so hoch, daß Elizabeth das Potential der Provinz anerkennen muß. Tom schlägt Gladys vor, spezielle Arden-Fachfrauen auszubilden, die an ihrer Stelle Amerika bereisen sollen. So entsteht die erste reisende Kosmetikerinnen-Truppe.

Tom, Gladys und Swanson sind, jeder auf seinem Gebiet, für Elizabeth unverzichtbar geworden. Das Geschäft schweißt sie zusammen.

Überraschend erklärt Elizabeth ihrem verblüfften Ehemann, daß sie die Flitterwochen nachholen möchte, und zwar in Europa. Schon auf dem Schiff nach England begreift Tom, daß seine Frau mit Flitterwochen eigentlich Arbeit meint: Sie will endlich der Konkurrentin auch in Europa Paroli bieten. Mit Gladys lädt sie, nun in der pompösen Erste-Klasse-Kabine, das umfangreiche Gepäck aus, zu dem Unmengen Tiegel und Broschüren gehören. Während Tom sich dem müßigen Bordleben mit Shuffleboard, Tennis und »Pferderennen« hingibt, bleiben die Schwestern die zweieinhalb Tage währende Überfahrt in der Kabine und üben sich in der Anwendung der Produkte.

In London will jedoch niemand so recht etwas von ihnen wissen. Dort stehen schon heimische Marken wie Floris oder Yardley und natürlich die Produkte von Rubinstein auf dem Counter. Nur mühsam gelingt es Elizabeth, bei Harrods eine kleine Order über 200 Dollar unterzubringen. Ein wertvoller Tip kommt von Edward Haslam, dem Verkaufschef für Kosmetik: »Suchen Sie sich einen englischen Repräsentanten und überzeugen Sie die Frauen in der Provinz. Die Nachfrage hier in London wird auch andere Kaufhäuser überzeugen, Arden-Produkte aufzunehmen.« So geschieht es auch nach einer Weile.

Gladys ist inzwischen nach Paris weitergereist, um dort den Markt zu sondieren. Sie begibt sich ohne Umwege zum größten Kaufhaus, den Galeries Lafayette. Der Chef des Hauses, Raoul Meyer, gestattet ihr nach einigem Zögern, auf eigene Rechnung einen Verkaufsstand zu eröffnen. Der große Erfolg überrascht und begeistert ihn. Gladys nimmt sich eine Assistentin und begibt sich wiederum auf Reisen, an die Riviera, ins Elsaß, in die Gascogne und in die Bretagne. Überall kann sie Produkte plazieren, so daß

New York Schwierigkeiten mit dem Nachschub bekommt. Gladys mietet ein Lager und in Neuilly ein kleines Laboratorium an, für sich selbst findet sie eine kleine Wohnung in Paris. Sie hat sich in die Stadt verliebt, hier will sie bleiben.

Estée Lauder
Onkel Johann und die Cremes

1985 erschütterte eine Nachricht die so sehr um die Privatsphäre bedachte Lauder-Familie: Eine inoffizielle Biographie über Mrs. Lauder soll auf den Markt kommen. Angriff ist die beste Verteidigung, also wird schnell die offizielle Version geschrieben: *Estée – A Success Story.* Tatsächlich schafft sie es als erste in die Regale der Buchläden, vor *Beyond the Magic.* Wie schwer es Estée Lauder gefallen sein muß, auch über sehr Persönliches zu sprechen, betont sie selbst immer wieder in ihrem Buch. Doch über eines spricht sie auch hier nicht – ihr Alter. Wie Miss Arden und Madame Rubinstein findet Mrs. Lauder Alter einfach nicht wichtig. »Frauen werden wegen ihrer Schönheit, Intelligenz und Sinnlichkeit bewundert, nicht wegen ihrer Jugend.« Aber es scheint ihr doch wichtig genug, es nicht preiszugeben. Bis heute kennt nur die Familie ihr wahres Geburtsdatum. Aus diesem Grund kann auch ihr Sohn Leonard, inzwischen Präsident der Lauder-Gruppe, nicht ohne weiteres das eigene Alter angeben. »Jedesmal wenn meine Mutter ein Interview gibt, habe ich ein anderes Alter. Ich muß erst nachfragen, wie alt ich diese Woche bin.«

Allgemein akzeptiert ist aber inzwischen, daß Estée am 1. Juli 1908 geboren wurde. Zu einem Zeitpunkt, als die beiden späteren

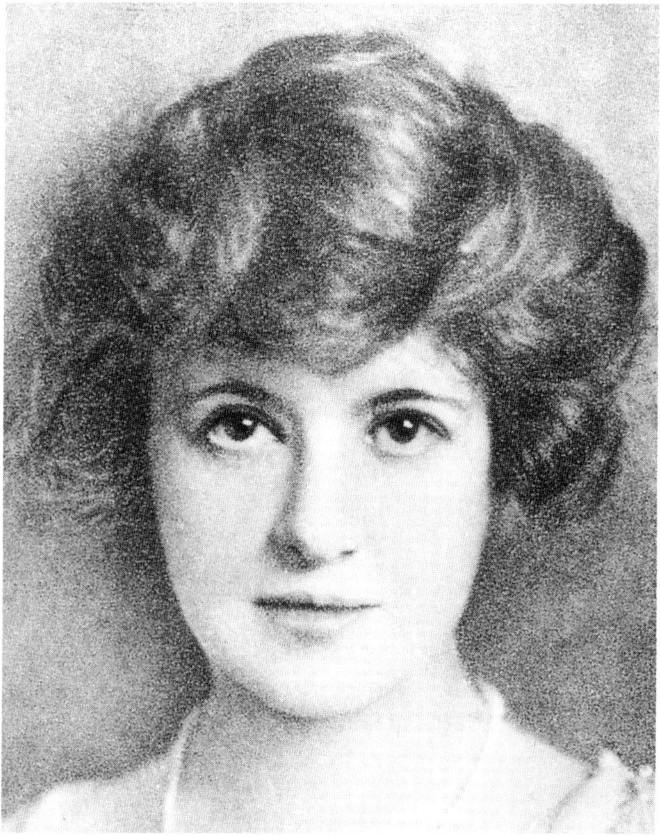

Jugendbildnis.
Krakau, um 1895

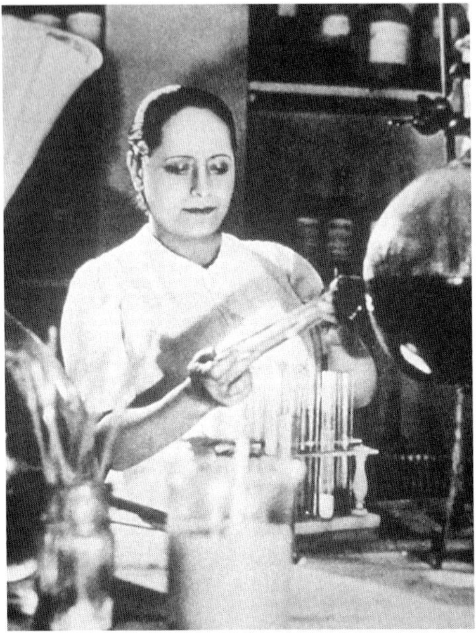

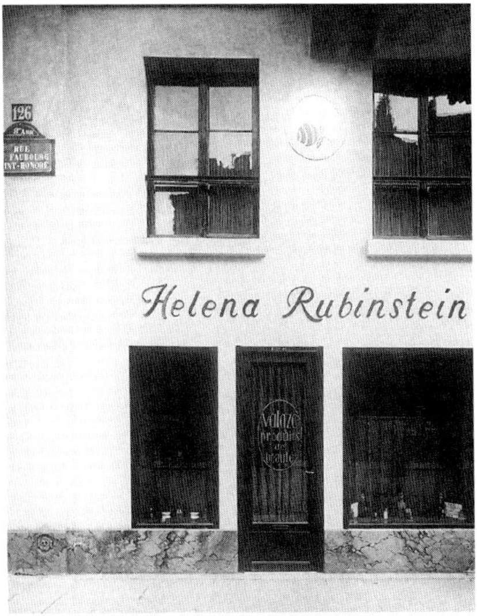

126, rue du Faubourg St. Honoré, Schönheits-Institut, 1919–1930

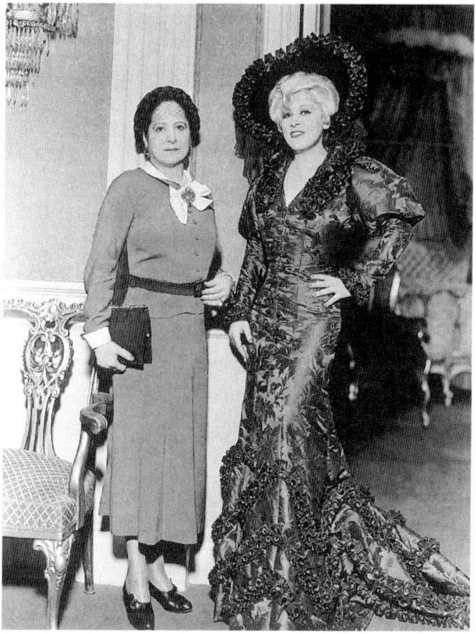

Mit Mae West

Um 1932

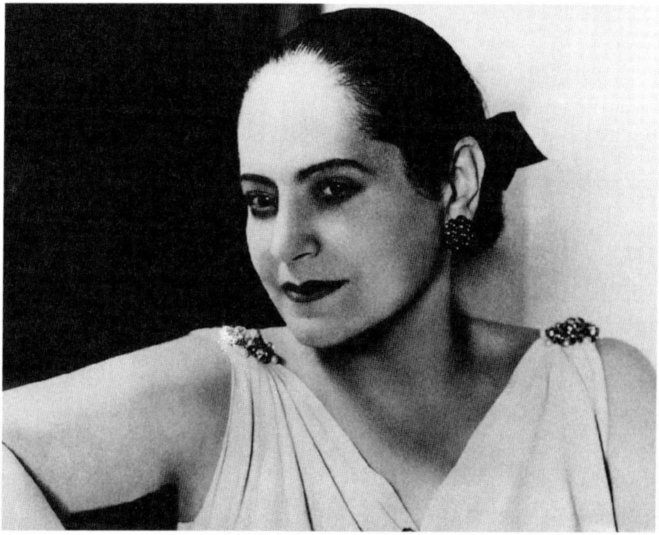

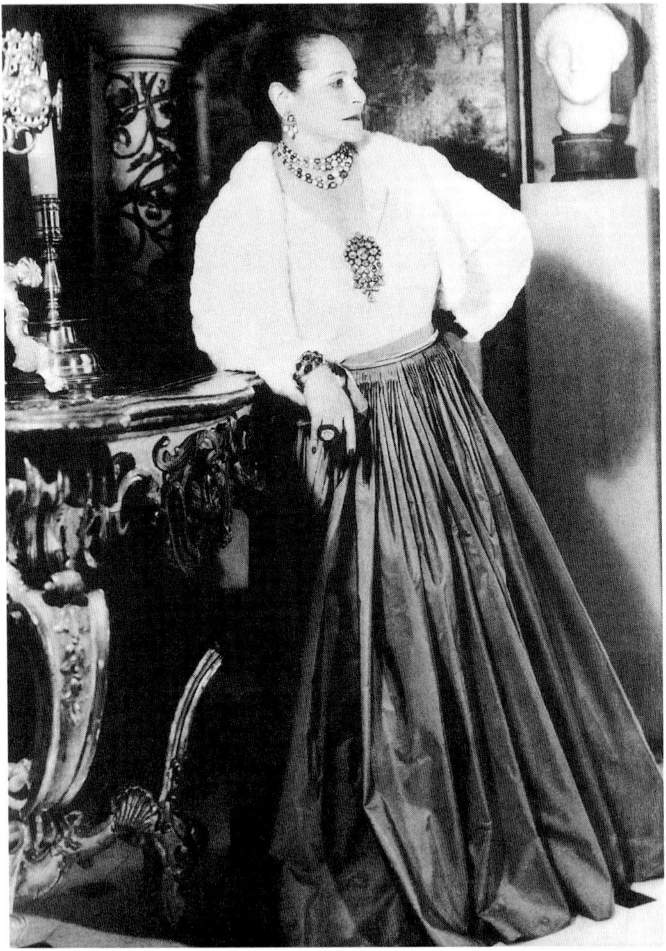

Um 1950

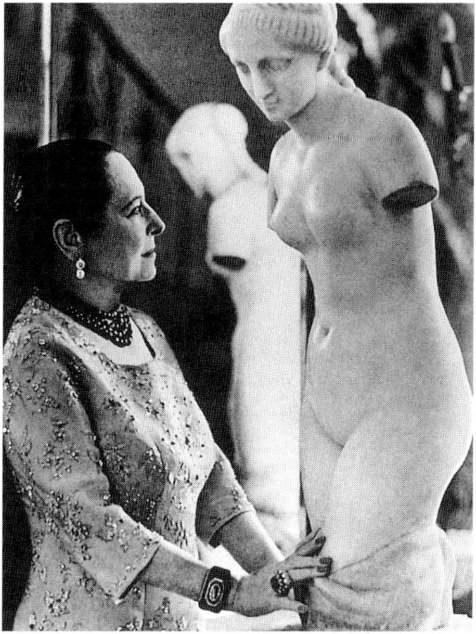

Pariser Wohnsitz

Im Kreis der Mitarbeiterinnen

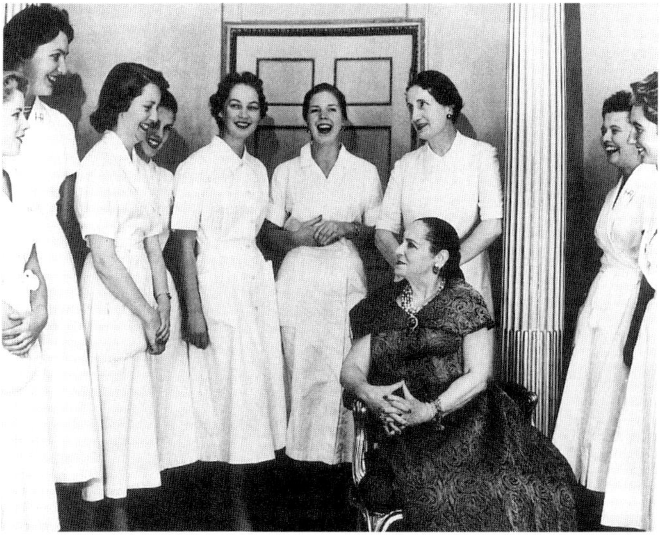

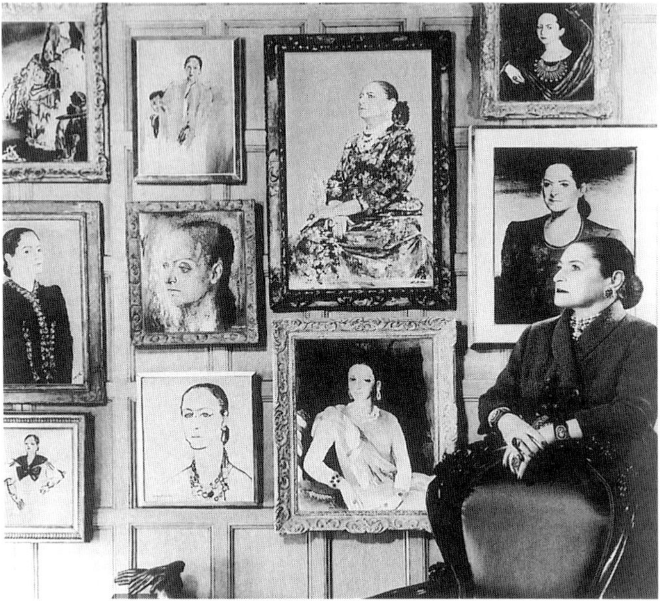

New York, 1957, vor ihrer Gemäldegalerie

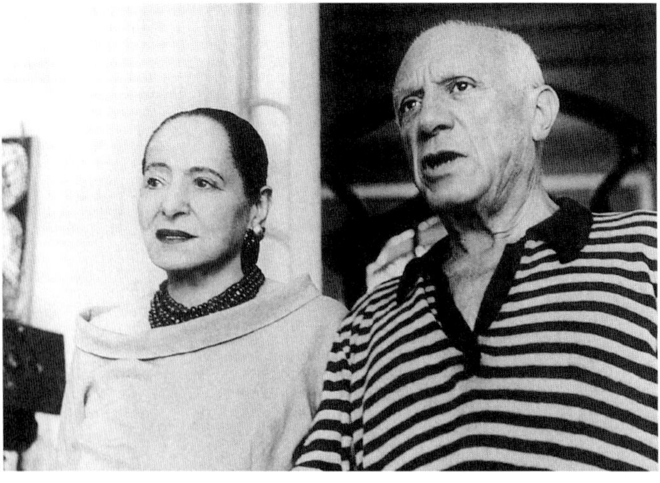

Mit Picasso in seinem Atelier »La Californie« in Cannes, um 1955

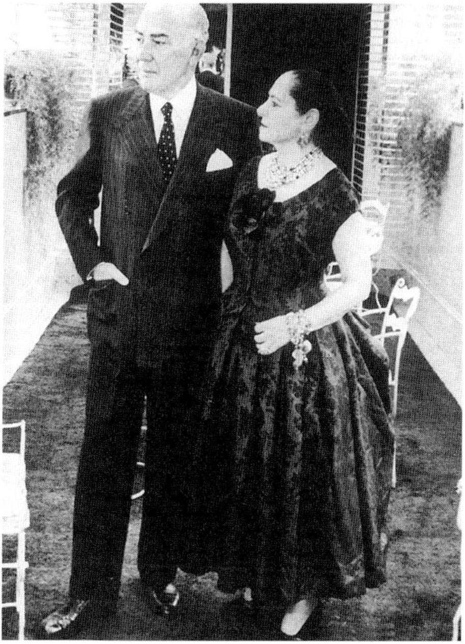

Mit Ehemann
Prinz Gourielli

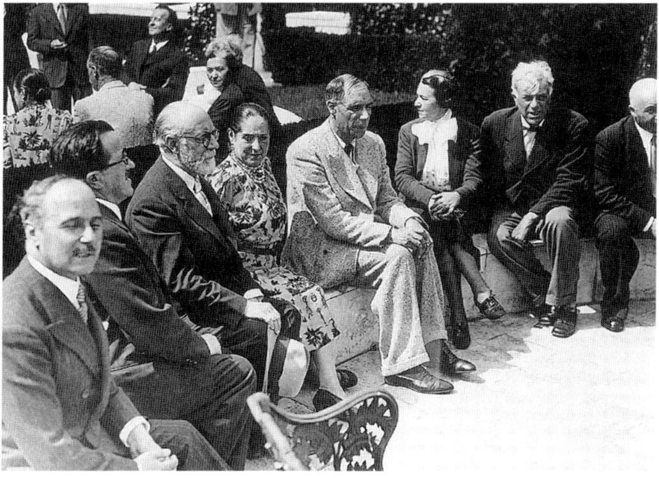

Der Rubinstein-Clan, um 1960

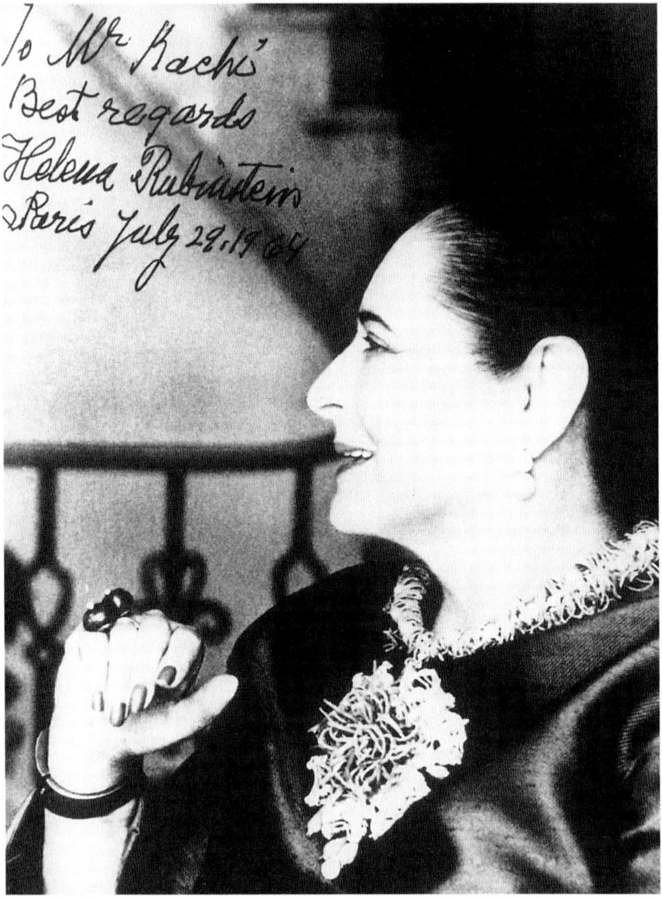
To Mr Kachi
Best regards
Helena Rubinstein
Paris July 29.1964

1964

Konkurrentinnen sich bereits fest in der Schönheits-Industrie etablieren. Es ist, wie damals üblich, eine Hausgeburt. Der Ort: eine kleine, ruhige Straße in Corona, New York, im bürgerlichen Vorort Queens. Die ungarische Mutter, Rose Schotz, nennt ihre Tochter Esty, nach ihrer ungarischen Lieblingstante. Der Name ist unbekannt auf amerikanischen Standesämtern. Der Beamte macht Esther daraus. In der Schule führt der harte Akzent ihres Vaters zu Estée. Den Akzent auf dem E soll dann eine französisch-geneigte Lehrerin hinzugefügt haben. Rose bringt sechs Kinder aus ihrer ersten Ehe – fünf Jungen und ein Mädchen – mit in die Ehe.

Sie ist zehn Jahre älter als ihr zweiter Mann, Max Mentzer, ein tschechischer Reitersmann, immer elegant gekleidet, der es liebt, Land zu kaufen. Das, meint Esty, habe sie von ihrem Vater geerbt. Allerdings wird sie sich später nicht mit dem Land zufriedengeben, sondern bestrebt sein, darauf auch Häuser zu bauen.

Max Mentzer bringt zwar kofferweise elegante Kleidung mit nach Amerika, aber keinen wirklichen Beruf. Seine begrenzten Sprachkenntnisse machen es nicht leichter. Nach einem kurzen, wenig erfolgreichen Zwischenspiel als Schneider kauft er schließlich mit den mitgebrachten Ersparnissen einen Eisenwarenladen in der Corona Street. Max versorgt die lokalen Bauunternehmer mit dem Nötigen, sie geben ihm dafür wertvolle Grundstückstips. Zu den ersten Grundstücken, die er erwirbt, gehört ein Friedhof in New Jersey. Dort verbringt Esty mit Freude ihre Kindheit, denn »er war voller Bäume und Blumen und immer menschenleer«. Ihr Vater, der dort seine Pferde und ein Sulky hält, baut ein Traberoval, auf dem die Jungen vor dem Picknick eine schnelle Runde drehen dürfen. Für Esty ist es »eine idyllische Zeit«.

Das erste Schönheits-Ideal für die kleine Esty ist, ebenso wie für Helena, ihre Mutter. Sie schwärmt, vielleicht auch etwas von der Vergangenheit verklärt: »Meine allererste Erinnerung ist die an den Duft meiner Mutter, ihre Aura von Frische, das Parfüm ihrer

Anwesenheit.« Das lange Haar von Rose hat es ihr angetan. Sobald sie alt genug ist, eine Haarbürste zu halten, läßt sie der Mama keine Ruhe. Auch die ältere Schwester Renee muß stillhalten, ebenso wie die hübsche Schwägerin Fanny. Beiden klopft sie auch die Cremes der Mutter ins Gesicht, was den Vater ärgerlich macht. »Hör auf, in anderer Leute Gesicht herumzufuchteln!« Aber sie liebt das, ebenso wie schöne Kleider, das Gefühl teurer Stoffe auf der Haut. Beide Passionen werden sie ein Leben lang begleiten.

Ihr Schicksal, das begreift die junge Esty schnell, kommt kurz vor dem Ersten Weltkrieg zu Besuch. Johann Schotz, der Bruder ihrer Mutter, muß wegen der Gefahr für Juden in Europa bei ihnen bleiben. Sie liebt den charmanten, ruhigen Mann mit der Brille. Mehr noch, als sie hört, daß er Hautspezialist ist. Wie hypnotisiert sieht sie ihm zu, wie er geheimnisvolle Formeln erfindet, Cremes in kleine Glasgefäße abfüllt. Lernt, welche Zutaten er über dem Gasbrenner zusammenmischt, bis sie sich in eine Creme wie »Schnee« verwandeln. Onkel »John« nimmt sie und ihre Wünsche und Träume ernst. Im kleinen Stall hinter dem Haus wird ein Labor eingerichtet, wo die beiden experimentieren.

Kosmetik und Medizin sind in dieser Zeit Verbündete. Bäder sind der letzte Schrei. Die Mama besucht Spas überall in Europa, unter anderem auch in Karlsbad und Baden-Baden. Später nimmt sie Estée mit nach Saratoga Springs. Die zeigt sich tief beeindruckt von den Dampfbädern und den dicken, kuschelig-flauschigen Handtüchern. Die Gesichtscremes »rochen himmlisch«. Besonders aber die ihrer Mutter, die Rose nur geheimnisvoll »die Formel« nannte. Etwas aus Europa. In Amerika jedoch fühlt Estée sich durch den harten deutsch anmutenden Akzent ihrer Mutter isoliert. Schließlich kämpfen im Ersten Weltkrieg die Amerikaner gegen die Deutschen. Ihr Vater spricht zwar etwas besser englisch, doch ihr kommen beide viel zu europäisch vor. Sie aber will nur eines: hundert Prozent amerikanisch sein.

Die Jahre 1920–1930

Die freien Frauen – Zopf ab!

Helena Rubinstein
Der Börsen-Coup

Elizabeth Arden
Bessie und die Pferde

Estée Lauder
Joseph und Esther

Die freien Frauen – Zopf ab!

Das im wahrsten Sinne des Wortes Einschneidendste der zwanziger Jahre ist der Bubikopf für die Frau. Die letzten Zöpfe fallen, die echten wie die falschen, ebenso verschwinden die letzten Perücken. Und mit ihnen Polster und Chignons. Der Bubikopf setzt sich schnell weltweit durch. Nicht nur für junge Frauen, sondern für jung und alt. Der kurze Schnitt macht jünger, verwischt die Unterschiede, gleicht die Altersmerkmale aus. Der Kurzschopf findet gerade bei Schauspielerinnen großen Anklang. Um die Ehre, seine »Schöpferin« zu sein, gibt es Gerangel: Die schwedische Schauspielerin Asta Nielsen soll so zuerst in einem Film aufgetreten sein, in der Rolle des Hamlet, für die sie sich die Haare kürzen ließ. Die amerikanische Schauspielerin Louise Brooks trug ihn als Kind-Vamp Lulu in Fritz Langs Film »Die Büchse der Pandora«. Coco Chanel schnitt sich angeblich kurzerhand die Haare ab, die sie sich beim Ondulieren verbrannt hatte. So zeigte sie sich am selben Abend noch in der Oper. Doch in einem Fernseh-Interview Anfang der fünfziger Jahre sagte sie: »Ich schnitt sie ab, weil sie mich irritierten, weil ich so gut damit aussah.«

Natürlich ist der Bubikopf ein gefundenes Fressen für die Moralapostel, gegen den es reichlich zu wettern gibt, eine »nationale Würdelosigkeit« und Konzession an den – sowieso verdammenswerten – Amerikanismus.

Um 1925 kommt die Methode der Warmwelle auf, die dem Kurzschopf, besonders für die Abendfrisur, die nötigen Wellen gibt, dauerhaft und unabhängig von Wettereinwirkungen. Ein amerikanischer Friseur deutscher Abstammung entwickelte die Technik schon vor dem Ersten Weltkrieg, kann sie aber erst um 1920 verbessern: Charles Nessle, ursprünglich Karl Nessler. Nessler konstruiert eine Apparatur, die – auf dem alten Ondulationsprinzip – mit Strom, vereinzelt auch Gas- oder Dampfbeheizung arbeitete. Was die Wellen aber so haltbar macht, ist nicht nur die Wärme, sondern die chemische Behandlung des Haars mit einem speziellen Dauerwellwasser.

Eine Anzeige in *Neue Frauenkleidung und Frauenkultur* von 1927 zeigt, daß einiges, was heute als neu propagiert wird, gar nicht so neu ist: »Graue Haare braucht man nicht mehr zu färben. Von umwälzender Bedeutung auf dem Gebiete der Haarpflege ist ›Entrupal‹, das durch einfaches Einreiben in die Kopfhaut den Haarwurzeln die verbrauchten Farbstoffe (Pigmente) neu zuführt, so daß allmählich und unauffällig die ergrauten und weißen Haare ihre ursprüngliche Farbe wiedererlangen. Viele Anerkennungsschreiben sprechen für die Wirksamkeit und Ernsthaftigkeit dieses Mittels, das selbst in verzweifelten Fällen Wunder wirkte.«

In der Mode setzt sich die körperbetonte, kurze Linie durch, die eine schlanke oder sportlich trainierte Figur voraussetzt. Sport in jeder Form erlebt einen Boom, was von Medizinern wie Hautexperten gleichermaßen begrüßt wird. So schreibt Dr. B. Kalb-Müller in der seit 1910 erscheinenden *Neue Frauenkleidung und Frauenkultur* (Hrsg. Werbestelle für deutsche Frauenkultur, Karlsruhe): »Echte Schönheitspflege ist in fast allen Punkten identisch mit Gesundheitspflege. Wenn die Haut bis ins späte Alter hinein ihre Spannkraft, ihre rosige, klare, glatte Beschaffenheit sich erhalten soll, muß ihr eine gesundheitsgemäße Lebensweise günstige Daseinsbedingungen schaffen. Von größter Bedeutung für die Beschaffenheit der Haut ist Vermeidung eines Übermaßes in der Ernährung, ist ferner eine richtige Kostzusammensetzung, regelmäßige Verdauung, sowie ausgiebiger Schlaf. Tägliche Leibesübungen kräftigen auch die Hautmuskeln, einen nur ungleichwertigen Ersatz hierfür bietet die Massage, das ›Turnen der Faulen‹.«

Wer die erforderliche schlanke Figur nicht vorweisen kann, dem wird statt des starren Korsetts ein sanfteres, dehnbares Mieder empfohlen, das auf natürliche Weise formt und Luft zum Atmen läßt. Das kurzrockige knappe Kostüm oder das kniefreie Kleid unterstreichen die schmale Silhouette. Die Beine werden jetzt zum erotischen Blickfang. Das kurzgeschnittene Haar und der kurze Rock sind aber nicht nur eine Mode-Laune, sondern Ausdruck für den Wunsch der Frau, gleichberechtigt neben dem Mann zu bestehen. Der Begriff »Garçonne« wird geprägt, sehr wahrscheinlich von einem Mann. Bubikopf und Kurzmode werden Ausdruck des Zeitgeistes und erfüllen zugleich den Zweck, praktisch und bequem zu sein. Ein Sieg des gesunden, natürlichen Lebensgefühls. Dem trägt in Deutschland auch der bayrische Schneidermeister Johann Klepper aus Rosenheim Rechnung, der Männer und Frauen mit seinem aus Gummigewebe hergestellten Klepper-Mantel nicht mehr im Regen stehen läßt.

Der moderne Badeanzug in Leibchenform setzt sich durch, Sonnenanbeten wird wie ein Kult betrieben, braune Haut ist »in«. Schön für die Schönheits-Industrie, denn Haut und Haar bedürfen nun besonders intensiver Pflege, um Schäden durch Wind, Wasser, Strahlen zu begrenzen.

Die neue Freizügigkeit zeigt sich ebenfalls in der erwachenden Freikörperkultur, Aktfotos in Frauenmagazinen, dem Propagieren der »freien Liebe«.

Vielversprechend heißen die neuen Düfte nun auch: »My Sin« (Meine Sünde/Lanvin), »Amour, Amour« (Patou), »Dans la Nuit«

(In der Nacht/Worth), »L'Ame Perdu« (Verlorene Seele/Lanvin) oder »Adieu sagesse« (Adieu Vernunft/Patou). Die Ehre des ersten Dufts der Designer-Zunft gebührt zwar Paul Poiret, der 1909 »Rosine«, benannt nach seiner Tochter, kreierte. 1921 jedoch schafft Coco Chanel mit »Chanel No. 5« einen Publikums- und Verkaufs-Hit, der sich als Klassiker und Dauerdufter erweisen soll. Sie verzichtet auf einen schwülstigen Namen. Es ist einfach der fünfte Duft, den Parfumeur Ernest Beaux ihr zu schnuppern gibt, so ihre Erklärung. In Deutschland wird im selben Jahr ebenfalls ein Klassiker geboren: »Tosca« aus dem Hause 4711, propagiert als »der Duft von Zärtlichkeit«. Einer der schönsten Düfte überhaupt kommt 1927 von der Modemacherin Jeanne Lanvin, das elegante »Arpège«, verpackt in einer nachtschwarzen Glaskugel.

Für Frauen (und Männer) mit viel Geld, die umfassend über Mode, Kultur und Sport unterrichtet werden wollen, gibt es 1922 ein aufwendig gestaltetes Magazin zu kaufen. *Styl* sind »Blätter für Mode und die angenehmen Dinge des Lebens unter besonderer Förderung folgender modeschaffender Häuser aus dem Verband der Deutschen Modeindustrie e. V.«. Es folgen die Namen dieser heute nicht mehr bekannten Häuser. Das Heft, einzelne Blätter auf feinem Büttenpapier mit schöner Schrift und hochklassigen, farbigen Zeichnungen, kostete zuerst 75 Mark, das zweite 100, das nächste dann schon 150 Mark. Es wird nach einem Jahrgang eingestellt.

Für viele Männer heißt es Abschied nehmen vom traditionellen Bild der Frau als Mutter und Heimchen am Herd. Frauen drängen immer mehr auf den Arbeitsmarkt. Sie wollen sich die (finanzielle) Unabhängigkeit erhalten, die sie sich während des Krieges aufgebaut haben. Immerhin stellen die Frauen Mitte der zwanziger Jahre 36 Prozent der arbeitenden Bevölkerung. Doch nach der Arbeit soll gefeiert werden: mit Charleston, Fransenkleid und Zigarettenspitze im roten Kirschmund, der aus dem blaßgeschminkten Gesicht hervorsticht. Make-up wird gesellschaftsfähig, der Lippenstift zum ständigen Begleiter.

Zwei Zahlen aus Amerika: Dort geben die Frauen im Jahr 1925 bereits sechs Millionen Dollar täglich für die Schönheit aus. 1927 setzt die Kosmetik-Industrie, laut *New York Times*, zwei Milliarden Dollar um.

Helena Rubinstein
Der Börsen-Coup

Helena Rubinstein hält nichts mehr in New York, mit Edward macht sie sich 1920 auf den Weg nach Paris. Beide genießen die lange Überfahrt wie eine Art Ferien. Noch auf dem Schiff liest Helena in einer französischen Zeitung eine kleine Anzeige, in der ein altes Haus am Faubourg St. Honoré zum Verkauf angeboten wird. Am Abend hat sie das fünfstöckige Gebäude bereits telegraphisch erworben. Ihre Schwester Paulina hatte des öfteren über Platzmangel geklagt. Das Antwort-Kabel ihrer Schwester elektrisiert sie: Elizabeth Arden hat einen Salon eröffnet, natürlich nur ein paar Häuser entfernt.

Kurze Zeit später hat das nach den häßlichen Tagen des Krieges besonders lebenslustige Paris sie wieder. Helena macht sich sofort daran, den neuen Salon einzurichten, während Edward sich erneut intensiv um seine verlegerische Tätigkeit kümmert. Auf seinen Wunsch hin wird ein neues Apartmenthaus am Boulevard Raspail Nr. 216 gebaut und das oberste Stockwerk als Wohnung eingerichtet. Im Erdgeschoß soll es ein Theater mit 300 Plätzen geben, damit die von Edward betreuten jungen Schriftsteller die Gelegenheit haben, ihre Werke dort aufzuführen. Es überlebt nur kurze Zeit. Dem Sittendezernat und der Stadtbehörde sind die

Avantgarde-Aufführungen für ausschließlich geladene Gäste zu gewagt, einige angeblich zu politisch. Edward vermietet das »Kleine amerikanische Theater«, wie es genannt wurde, einem Unternehmer, der ein Kino daraus macht.

Damit das neue Heim schön wohnlich wird, widmet sich Helena wieder ihrer großen Leidenschaft, dem Shopping. Zu den Gemälden und Plastiken gesellen sich kostbare antike Möbel in großer Zahl. Bei der Auswahl geht ihr ein junger Mann namens Christian Dior zur Hand, der damals ein kleines Antiquitätengeschäft führt.

Helena stürzt sich ins gesellschaftliche Leben, um allein durch ihre Präsenz gegenüber »diesem Weib«, wie sie Arden nur nannte, ihre marktbeherrschende Position halten zu können. Sie läßt sich bei allen wichtigen Partys blicken, gibt selber gut besuchte Soireen. Junge, noch unbekannte Künstler wie Marc Chagall, der hin und wieder Georges Braque oder Raoul Dufy mitbringt, geben sich im Hause Rubinstein-Titus ein Stelldichein. Der polnische Maler Marcoussis versucht, ihren Kunstsinn auf vielen Galeriebesuchen zu schulen. Sie verläßt sich auf ihren Instinkt. »Infolgedessen ist meine heutige Sammlung aus Gutem und weniger Gutem gemischt.« Die Mißgriffe versteckt sie in Kellern und Schränken. Teile ihrer Sammlung befinden sich heute im Helena-Rubinstein-Pavillon in Tel Aviv.

Eine der zugänglichsten Kunstformen war Mode, wenn Künstler und Designer zusammenarbeiteten. »Bis dahin war Kleidung ein Ausdruck gesellschaftlicher Konformität gewesen oder diente in ihrer phantasievollsten Form als Mittel, Wohlstand oder Ehrgeiz zu demonstrieren. Das hatte sich natürlich nicht geändert – nur zeigte man dies jetzt in einer minimalistischen Verkleidung. Postkubistische Stoffe, volkstümliche Stickereien von Lanvin, Handgestricktes von Schiaparelli, die nüchternen Kaschmirstücke von Chanel kosteten alle ein Vermögen, sorgten aber auch dafür, daß die Besitzerin kulturell als fast ebenso innovativ galt wie die Designerin. Vor allem wenn sie die dazu passende schlanke Figur und Bräune besaß (mit Hilfe von Helena Rubinsteins Grundierungscreme *Gipsy*), dazu einen Bubikopf und mit Stift nachgezogene Augenbrauen: eine Mischung aus Modigliani, Natalie Paley und Yvonne Printemps. Modehäuser engagierten so manche verarmte osteuropäische schöne Prinzessin – man nannte sie *mannequins de ville* –, um diese Kreationen bei Premieren, Vernissagen oder auf Rennbahnen zu präsentieren. Die Modeschauen der Haute Couture waren großartige Spektakel«, so beschreibt Carol Mann in ihrem Buch *Paris. Künstlerleben in den 20er und 30er Jahren* die damalige »Szene«.

Helena selbst hat Mühe, die passenden Kleider für all diese Festivitäten zu finden. Ihr Lieblingsschneider Poiret wird vom neuen Frauentyp »Vamp« überrascht, seine Kreationen bleiben hängen. Er funktioniert sein Anwesen zu einem Lokal mit Tanztee um. Helena muß zu Mademoiselle Chanel wechseln, um mit der Mode zu gehen. Die beiden Frauen sind sich wohlgesonnen, Helena bewundert Coco Chanel. »Sie ist eine der ganz wenigen Frauen, deren Erfolg im Lauf der Zeit noch wuchs.« Helena kennt Coco schon aus der Zeit, als sie noch einen Hutladen führte. Coco soll auch das Wort »Madame« für Helena geprägt haben. Als Helena einmal fragt, warum sie nie einen ihrer Liebhaber, etwa den Lord of Westminster, geheiratet habe, antwortet Chanel entsetzt: »Nein, ich bleibe Mademoiselle Chanel, genau wie Sie ja auch immer Madame Rubinstein bleiben werden. Das sind unsere rechtmäßigen Titel.« Allerdings war es der Lord, der aus politischen Gründen, auf Anraten von Winston Churchill, auf die Heirat mit Coco Chanel verzichtete.

Die Sparsamkeit von Madame ist Mademoiselle durchaus bekannt. Sie merkt bald, daß Helena von einer Begleiterin die meisten ihrer Modelle skizzieren und nachschneidern läßt. Ungerührt zeigt sie ihr daraufhin nur noch einen sehr schwer zu kopierenden Ausschnitt der Kollektion. Allerdings müssen die Modelle für Helena immer auf ihre »Größe« und Oberkörperlastigkeit hin geändert werden. Auch die schmale Taille ihrer Jugend ist einer undefinierbaren Mitte gewichen. Sie versucht für eine Weile vergeblich, mit ihren eigenen Mitteln – Diät, Massage, Gymnastik – das Problem in den Griff zu bekommen. Bald aber wird ihr das lästig, die Zeit zu kostbar. Sie findet sich mit ihrer Figur ab.

Ihr Mann gründet 1921 eine englische Literaturzeitschrift, *This Quarter*, die sich drei Jahre halten kann. Seine Übersetzungen aus dem Französischen, Polnischen und Italienischen machen ihn international bekannt. Noch bekannter aber wird er als Verleger junger amerikanischer Autoren wie James Joyce, Ernest Hemingway, William Faulkner und D. H. Lawrence. Edward besitzt zu der Zeit die Originalmanuskripte von *Ulysses* und *Lady Chatterley's Lover*, von dem er 1929 die französische Ausgabe veröffentlicht. Das Geld für diese Unternehmungen kommt von Helena, obwohl sie seine Literaturfreunde nicht leiden kann, die, wie sie meint, nur von ihrem Geld leben. Immer öfter aber beklagt sich Edward nun über ihre häufige Abwesenheit, da sie ihre Salons überall auf der Welt besucht. Sie hält einige Zeit sogar den Weltrekord der Transatlantik-Überquerungen. Für Helena steht das Geschäft an erster Stelle.

Es ist nicht der erste Streit im Hause Rubinstein-Titus. Bisher ging es immer um seine Frauengeschichten. Bereits 1916 hat Helena wegen eines Kindermädchens, für das er sich zu sehr interessierte, die legale Trennung verlangt und auch bekommen. Doch sie kehrte zu Titus zurück. Sie nimmt ihn nicht recht ernst, ist viel zu sehr »verstrickt in das Netz meiner Vorhaben«. Zum selben Zeitpunkt bietet ihr das New Yorker Bankhaus Lehman Brothers 7,3 Millionen Dollar für ihr Unternehmen, mit dem Versprechen, die gesamte Belegschaft zu übernehmen. Sie ist noch unschlüssig, als Edward ihr eröffnet, daß er sich in eine jüngere Frau verliebt habe. Geschockt und verletzt, muß sie sich einen großen Anteil Schuld daran eingestehen. »Erst viel später wurde mir bewußt, in welchem Grade ich zu jener Zeit als Frau und sogar als Mutter versagt haben muß.« Sie liebt Edward, er wird die einzige Liebe ihres langen Lebens bleiben, und will unbedingt ihre Ehe retten. Ihr Entschluß ist deshalb schnell gefaßt. Sie nimmt das Angebot der Bank an, fährt zur Übergabe nach New York. Wieder zu Hause, erklärt ihr Edward jedoch, daß er sich endgültig für die Trennung entschieden habe. »Du wirst dich nie ändern, Helena. Du lebst nur für dein Geschäft.«

Wie wahr: Das Geschäft hilft ihr nun über den Kummer hinweg. Sie erfährt von ihren Händlern in Amerika, daß die neuen Inhaber das Unternehmen herunterwirtschaften. Sie hatte insgeheim selbst bezweifelt, ob eine Bank ein Schönheits-Unternehmen führen könne. Doch für ihre Ehe wollte sie einfach daran glauben. Sie beginnt in aller Stille ein Drittel der Aktien zurückzukaufen. Der Absatz sinkt weiter, ebenso der Kurs der Aktien. Noch bevor sie weitere Schritte unternehmen muß, kommt 1929 der große Börsenkrach. Die Rubinstein-Aktien fallen von sechzig auf drei Dollar pro Stück. Sie kann sie für einen Bruchteil der an sie gezahlten Summe zurückkaufen, einen Gewinn von 5,8 Millionen Dollar einstreichen.

Für die damalige Lage auf dem Aktienmarkt ein ungeheurer Coup. Nun hat Helena zwar ihre Firma wieder, Geld im Überfluß, aber »noch nie habe ich mich so verlassen gefühlt«.

Elizabeth Arden
Bessie und die Pferde

Elizabeth will nun endlich der Rivalin Rubinstein auch in Paris Paroli bieten. Sie drängt ihre Schwester Gladys, einen Salon zu eröffnen. Die geeigneten Räume findet sie in der Rue St. Honoré Nr. 225. Im Sommer 1920 ist es soweit: Miss Ardens repräsentative Niederlassung in Europa, eine Adresse, die sich auch in ihren Anzeigen in den USA sehr gut macht, wird mit großer Beteiligung der französischen Presse eröffnet. Schließlich ist es das erste amerikanische Unternehmen, das sich nach dem Krieg in Frankreich niederläßt. Thomas Lewis kann zufrieden mit sich sein. Die perfekte Vorbereitung und der Zeitpunkt erweisen sich als goldrichtig. Er hat die Eröffnung des neuen Salons in allen Arden-Salons und Depots angekündigt. Auch in den Erste-Klasse-Bädern der zwischen New York und Europa verkehrenden Luxusliner findet sich in einer rosaroten Klappkarte der Hinweis auf den Salon. Der hohe Dollarkurs läßt die Preise von Luxusgütern, wie z.B. Haute-Couture-Mode, um die Hälfte schmelzen. Die amerikanischen Frauen verfallen in Paris einem wahren Kauf- und Ausgehrausch. Zum Ausgehen aber gehört der perfekte Look, von Kopf bis Fuß. Die schon an Arden gewöhnten Amerikanerinnen geben sich bei ihr die Klinke in die Hand.

Die Pariserinnen zögern nur kurze Zeit, bis sie es ihnen nachmachen.

Der Erfolg im Salon und in den Läden veranlaßt Tom, eine Fabrik in der Nähe von Paris zu bauen. Damit spart er nicht nur die hohen Frachtkosten für die große Produktpalette. Auch die Löhne sind niedriger, die Rohstoffe billiger und zum Teil sogar besser.

Nur wenig später eröffnet Gladys einen Salon an der Côte d'Azur, im legendären Hotel Negresco in Nizza, das für die reiche Kundschaft der Belle Epoque gebaut wurde. Der Rumäne Henri Negresco bezahlte den Kaufpreis von sechs Millionen Goldfrancs in Säcken mit 50-Centimes-Stücken. Die Gläubiger gaben nach etlichen Zählversuchen entnervt auf und mußten Negresco wohl oder übel glauben, daß die Summe korrekt war. In Nizza geben sich neben Königin Victoria von England die in üppigem Stil lebenden königlichen und adeligen Familien Rußlands ein Stelldichein, die die Vorteile Nizzas als Überwinterungsort erkannt haben. Nizza war damals vermutlich die einzige Stadt Europas, in der immer Kaviar vorrätig war. In den »königlichen Suiten« des Negresco mit seinen kleinen, überdachten Balkonen logieren Filmstars, gekrönte Häupter und der Geldadel.

Kurz danach ergibt sich die Möglichkeit, den Salon in Paris um das Dreifache zu vergrößern. Gladys findet daneben noch die Zeit, die dringend benötigten Mitarbeiterinnen auszubilden, bevor sie in Monte Carlo einen Salon eröffnet.

Mit den Geschäften in England zeigt sich Elizabeth zufrieden, doch auch hier will sie Rubinstein nicht kampflos das Feld überlassen. Sie findet die idealen Räume für einen eigenen Salon in 25, Bond Street, über dem Geschäft des Juweliers S. W. Benson. Diese Adresse bleibt lange Zeit die Arden-Zentrale in England. Gladys kann jedoch nicht auch noch in London präsent sein, ein Geschäftsführer für England muß gefunden werden. Elizabeth erinnert sich nur zu gern an Edward Haslam von Harrods. Der hält kurze Rücksprache mit seinem Arbeitgeber, um ihn als Depositär für Arden nicht zu verlieren, sagt dann zu. Er reist nach New York, um sich einzuarbeiten. Zurück begleitet ihn Elizabeth, um höchstpersönlich ihren Salon zu eröffnen. Kurze Zeit später trifft ihr Mann ein. Tom läßt auch hier eine Fabrik bauen, in einem alten Pferdestall nur ein paar Blocks entfernt. Haslam ist Gold wert für die Eröffnung 1922, denn aus seiner Zeit bei Harrods kennt er alle wichtigen, auch internationale, Journalisten und Persönlichkeiten der englischen Hauptstadt. Dem erfolgreichen Presseempfang folgt ein ebensolcher Gesellschaftsempfang, bei dem der amerikanische Botschafter und seine Frau die Ehrengäste sind. Vorangegangen war eine großflächige Plakataktion von Tom, die Englands Frauen die Ankunft Elizabeth Ardens und ihrer Wundermittel verhieß. Der Salon wird vom Start weg ein Riesenerfolg.

Weitere Salons und Fabriken folgen. Deutschland ist im Jahre 1927 an der Reihe. Hier etabliert sich Arden als das erste und einzige amerikanische Kosmetik-Unternehmen auf deutschem Boden vor dem Zweiten Weltkrieg. Der Zeitpunkt ist gut gewählt: Die deutschen Frauen haben neun Jahre nach dem Ende des Ersten Weltkrieges eine Menge Nachholbedarf in Sachen Schönheit. Außerdem erscheint alles, was aus Amerika importiert wird, seien es Filme, Stars oder Nylonstrümpfe, erstrebens- und nachahmenswert.

Am 27. September 1927 wird die Firma mit einem Stammkapital von 30 000 Reichsmark in Hamburg niedergeschrieben. Gemeinsame Geschäftsführer: Ardens Statthalter in England, Edward Haslam, und Heinrich Breme, Rechtsanwalt a. D. aus Hamburg. Am 8. November werden Elizabeth Nightingale Lewis und ihr Mann Thomas plus zwei weitere Personen als zusätzliche Geschäftsführer eingetragen. Ein Jahr später wird der Sitz der Firma, ohne Angabe von Gründen, nach Berlin verlegt. Die Firma ist verzeichnet als Arden GmbH, Kosmetik, ihr Domizil findet sich in der Lennéstraße 5, ab 1933 in der Budapester Straße 20. Als Geschäftsführer firmiert der Kaufmann Thaddeus Yates, Ardens Generalbevollmächtigter in England, als Prokuristin Annemarie Wienicke, später verheiratete Menzner. Das Stammkapital beträgt jetzt bereits 250 000 Reichsmark. Die Geschäfte laufen anfangs gut, doch die Wirtschaftskrise geht auch an Deutschland nicht vorbei. Ab 1930 sinken die Umsätze dramatisch, dennoch kann der Salon sich halten.

1928 folgen Salons in Cannes und Madrid. Zwischendurch hat Miss Arden noch irgendwie die Zeit gefunden, eine Gymnastik-Schallplatte zu produzieren, dazu einen Film, gedreht in Kalifornien.

Eine Begegnung sollte Elizabeths Leben auf mehr als eine Art verändern, die mit Miss Elisabeth Marbury. Sie lernt die Namensvetterin und ehemalige Schriftstellerin bei einem ihrer berühmten Sonntags-Tees kennen, bei denen es keine sozialen Vorbehalte gab. Das einzige, was für eine Einladung zählte: Der Gast mußte etwas darstellen. Die Gastgeberin liebte es, Persönlichkeiten aus allen nur möglichen Bereichen einzuladen und dann zu sehen, was passierte. Die Freundschaft zwischen den beiden Frauen erstaunt die Umwelt. Sie sind so unterschiedlich wie Tag und Nacht: Arden konservativ und uninformiert, eine hübsche, kleine, gepflegte Frau; Marbury liberal und hochintellektuell, abstoßend dick, die sich nur mit Hilfe von Krücken fortbewegen konnte. Margaret Allen schreibt in ihrem Buch *Selling Dreams* über die beiden: »Neben ihren Pferden hatte sie kein Hobby und nur wenige Freunde. Eine davon war Elisabeth Marbury, genannt Bessie, eine bekannte Figur des öffentlichen Lebens. Die Namensvetterin von gewaltigen Ausmaßen führte eine Gruppe berühmt-berüchtigter Lesben an. Es gibt keine Hinweise darauf, daß Miss Arden selbst lesbisch geneigt war. Ihren Bekannten war es ein Rätsel, warum sie so offen mit dieser Gruppe verkehrte. Die allgemeine Ansicht war, daß sie überhaupt keine sexuellen Gefühle hegte. Es gibt aber keinen Zweifel, daß sie Miss Marbury sehr zugetan war und zutiefst traurig über ihren Tod.« Es ist auch möglich, daß Ardens eigene sexuelle Probleme daher rührten, daß sie latent lesbisch war. Sie umgab sich immer mit hübschen Frauen, die sie bewunderte. Ihre Vorliebe bei Männern richtete sich auf gefällige Beaus, die sich zumeist uninteressiert an Sex zeigten. Carmel Snow, ehemalige Chefredakteurin der amerikanischen *Vogue,* drückte es einmal so aus: »Das Problem mit Miss Arden ist, daß sie ein lesbisches Verhältnis mit sich selbst hat.«

Anfang des Jahrhunderts hatte Bessie Marbury als amerikanische Agentin für die Literaten George Bernard Shaw, Oscar Wilde, James M. Barrie und W. Somerset Maugham agiert. Diese Rolle sollte sie für den Rest ihres Lebens behalten. Auf ihre Weise wird sie die Agentin und Sponsorin von Elizabeth, wird auch ihre Freundin, Mentorin und eine der wenigen Personen, deren Urteil Arden sich beugt und der sie erlaubt »No, Miss Arden« zu sagen. Unter der Anleitung von Bessie beginnt Elizabeth, sich mit Kunst und Künstlern zu befassen. Nicht überraschend, daß die meisten Frauen sind, wie z. B. die amerikanische Malerin Georgia O'Keeffe oder Marie Laurencin, die auch Rubinstein malte. Sie sitzt aber auch einem Mann, dem Waliser Maler Augustus John, für ein Porträt, auf dem sie ein Kleid des Designers Charles James trägt – alles Freunde von Bessie. Ebenso wie Cecil Beaton, der Elizabeth auf Drängen von Bessie fotografiert. Die aber zerreißt die Probeabzüge. Da sie natürlich trotzdem zahlen muß, benutzt sie die Fotos später als Postkarten.

Durch Bessie findet sie auch Zugang zur Wohltätigkeit, der sie sich mit derselben Gründlichkeit widmet wie all ihren anderen Interessen. Sie erkennt bald, daß sie durch diese Arbeit die »richtigen« Leute kennenlernt.

Sogar ihr Haus in Maine hat sie Bessie zu verdanken, die das Ehepaar Lewis übers Wochenende in ihr Haus in der hübschen Belgrade Seen-Umgebung nahe Mount Vernon in Maine einlädt. Elizabeth verliebt sich auf der Stelle in diese Gegend. Ihre neue Freundin weist auf das Nachbargrundstück hin, ein »Sahnestück« von 300 Hektar direkt am See, das seit einem Feuer im Haupthaus unbewohnt ist. Elizabeth zögert nicht eine Sekunde. Bessie erledigt alles für sie: den Kaufvertrag mit dem Immobilienverkäufer, den Architekten, den Bauunternehmern und den Gartenarchitekten. Als Innendekorateurin kommt eine andere Freundin von Miss Marbury zum Zug, Rue Carpenter aus Chicago. Miss Arden ist von ihr begeistert, umschwärmt sie und findet durch sie zu ihrer bevorzugten Wohltätigkeit, »The Cradle«, ein Waisenheim in der »windigen Stadt«. Ganz gegen ihre Gewohnheit mischt sie sich so gut wie gar nicht in die Vorbereitungen und die Durchführung am Haus ein. Sie ist zufrieden mit ihrer Rolle als Beobachterin und als ständiger Wochenendgast bei der Freundin. Von Miss Marbury stammt das Zitat: »Je reicher deine Freunde, desto mehr kosten sie dich.«

Tom tauft das neue Haus »Maine Chance«.

Im Jahr 1929 steht Miss Arden auf dem Zenith ihres Erfolges. Sie ist mehrere Millionen Dollar schwer und weltweit eine bekannte Persönlichkeit. Europa, mit straffem Management geführt von Gladys in Frankreich und Teddy Haslam in England, ist fast so profitabel wie der US-Markt, den Tom übernommen hat. Elizabeth, die mit über 50 Jahren immer noch aussieht wie Ende 30, und ihr Ehemann Tom sind ein gerngesehenes Paar auf Festen und laden auch, sehr erfolgreich, gerne selbst ein. Allerdings beginnt es, in ihrer Beziehung zu kriseln.

1929 erhält sie erstmalig ein Kaufangebot für ihre Firma: 15 Millionen Dollar! Tom drängt sie, es anzunehmen. Er würde gerne kürzertreten, das Leben genießen. Für ihn bedeutet es Freiheit, aber Elizabeth kann sich nicht durchringen. Was ist sie ohne ihr Geschäft? Sie lehnt ab. Statt dessen wirft sie sich mit Verve in die Expansion ihrer Firma. Salons in Los Angeles, Palm Springs und Miami Beach sowie vier weitere in Kaufhäusern werden seit 1929 eröffnet.

Und im nächsten Jahrzehnt bringt sie wiederum eine noch nicht dagewesene Neuerung auf den Markt.

Estée Lauder
Joseph und Esther

So weit wie die beiden Konkurrentinnen ist die kleine Estée noch lange nicht, doch hat sie vielleicht schon von ihnen und ihren Erfolgen in der Welt der Kosmetik gehört oder gelesen.

Nach der Schule ist das Labor ihres Onkels weiterhin ihr erstes Ziel. Jedes erreichbare Gesicht, ob willig oder nicht, wird mit der dort zusammengemixten Creme bearbeitet. Sie gibt Gallonen der Creme an begeisterte Schulfreundinnen weg, erfindet sogar einen Namen dafür: »Super Rich All-Purpose Cream«. Im Innern weiß sie, daß sie ihre Bestimmung gefunden hat.

Ihre Bestimmung erfüllt sich aber erst einmal auf ganz andere Art und Weise. In Gestalt eines jungen Mannes, den sie zwar schon eine Weile wahrgenommen, aber ignoriert hatte. Schließlich ist sie noch jung, »über Jungs sprachen wir nicht, ganz zu schweigen von ausgehen«. Eines Tages aber erwischt er sie auf der Veranda ihres neuen Sommerhauses, wo sie schaukelnd darauf wartet, daß vielleicht doch noch eine vierte Person für ein Tennis-Match gebraucht wird. Mit den Worten »Hallo, Blondie«, die sie purpurrot anlaufen lassen, läuft »ihre Zukunft« vorbei. Auf den Wunsch des jungen Mannes und durch Vermittlung eines Freundes ihrer Schwester Renee wird ihr Joseph Lauter (noch mit t) eine

Woche später offiziell vorgestellt. Etwas, das auch ihre Eltern in Ordnung finden. Ihre Mutter ist bald ebenso vernarrt in Joseph wie Estée selbst. Nach unzähligen romantischen Kanufahrten und Spaziergängen werden sie einander »versprochen«. »Das klingt so viel eleganter«, findet Estée, »als verlobt.« In den vielen Gesprächen, die beide führen, findet Estée auch zu ihrer großen Freude heraus, daß Jo ihren Wunsch teilt, nach Manhattan zu ziehen.

Die Jahre 1930–1940

Vorbild Hollywood –
Make-up wird populär

Helena Rubinstein
Der »Tag der Schönheit«

Elizabeth Arden
Die erste Schönheits-Farm

Estée Lauder
Die ersten Verkäufe

Vorbild Hollywood – Make-up wird populär

Zur Freude unseres Trios muß die Kosmetik-Industrie entgegen allen Prognosen während der Depression keine einschneidenden Umsatz-Einbußen hinnehmen. Eine Erklärung von Madame Rubinstein: Die Frauen geben einfach weniger für modische Kleidung und Accessoires aus, wollen das Manko durch ein schön gepflegtes und geschminktes Gesicht wieder wettmachen.

Um 1930 sind die Frauen des männlichen Bubikopfs überdrüssig. Die Frisuren werden wieder länger getragen. Die Erfindung der Kaltwelle, deren Prinzip auf der Wirkung chemischer Substanzen auf die Haarstruktur beruht, hilft, das Haar in fast jede gewünschte Form zu bringen – fast ohne schädliche Einflüsse. Die göttliche Garbo zeigt die perfekte Welle mit Seitenscheitel, ebenso wie den schmalen, aber ausdrucksvoll dunkelrot geschminkten Mund. Dunkle Lidschatten und schwarze Wimperntusche lassen die Augen intensiv wirken, geben dem Blick gleichzeitig etwas Geheimnisvolles. Die Augenbrauen, wenn nicht gänzlich wegrasiert oder ausgezupft, existieren nur noch als dünner Strich. Ein Brauenstift zieht die Linie nach. Die hohen Backenknochen der Garbo versuchen die Frauen mit Hilfe von gut plaziertem Rouge zu erreichen. Make-up findet seinen Weg auf die Regale der Badezimmer.

In Paris ist Antoine immer noch der angesagteste Friseur der Gesellschaft. Sein extravagantes Auftreten mit offenen Plexi-Pantoffeln und farbig lackierten Fußnägeln, seine immer neuen, mutigen Ideen für den natürlichen Kopfschmuck, die er aber auch »normal« umzusetzen weiß, garantieren ihm vielfältigen Zuspruch.

Haarfärbemittel – auch für den Hausgebrauch – erleben einen wahren Boom. Viele der großen Haar-Firmen legen in dieser Zeit den Grundstein für ihr späteres Wachstum. 1939 erklärt die Internationale Gesellschaft der Damen-Coiffeure auf ihrer jährlichen Tagung: Modische Haarfarben reichen von Tee- oder Orangenblond bis Tizianrot oder Blauschwarz. In Deutschland ist Blond fast schon eine Notwendigkeit in den Zeiten der Rassenauslese. Viele Frauen tragen jetzt altgermanische Zöpfe und wie Siegeskränze um den Kopf geschlungenes Flechtwerk. Kosmetik ist bei den Nationalsozialisten verpönt. Die deutsche Frau soll sich nur noch waschen und kämmen. Arden jedoch wirbt noch bis 1938 monatlich in der Zeitschrift *die neue Linie* mit ihren Produkten »Venetian« und »Ardena«, führt Hormon- und Vitamin-Cremes in ihrem Programm.

Die Mode bleibt körperbetont, weshalb sich auch das formende Mieder weiterhin starker Nachfrage erfreut. Die elastischen Gewebe werden ständig verbessert, um nicht zu sehr einzuengen und so das neue Körpergefühl zu beeinträchtigen.

Der Sport erhält allerdings bei den Nationalsozialisten eine andere Bedeutung. Die Körperertüchtigung wird nicht mehr so ganz freiwillig betrieben, sondern offiziell unter dem Motto »Kraft durch Freude« gefordert. Ein Vorteil: So bleibt er nicht mehr nur der Oberschicht vorbehalten.

Aus den USA kommt eine weitere bahnbrechende Erfindung, die den Modemarkt revolutionieren soll: der Reißverschluß. Zwar schon seit Mitte des 19. Jahrhunderts in der Entwicklung, kommt er erst jetzt so richtig zum Zuge. Vielen Männern, die das Aufknöpfen genossen, ist er zu profan. Die Frauen aber lieben ihn. Madame Schiaparelli kommt die Ehre zu, ihn erstmals in Haute-Couture-Modellen verwendet zu haben. Damit war sein Durchbruch, auch für die Konfektion, gesichert.

Helena Rubinstein
Der »Tag der Schönheit«

Bevor Rubinstein die Firma in Amerika nach dem Rückkauf wieder auf Vordermann bringt, kauft sie 1930 einen Besitz auf der Ile St. Louis, am Quai de Béthune. Es ist das ehemalige Hotel Hesselin, eines der Meisterwerke des Architekten Le Vau. Sie läßt das verfallene Haus abreißen und vom Star-Architekten Louis Sue ein modernes Apartmenthaus bauen. Das einzige, was er vom ehemaligen Haus erhält, ist die wunderschöne alte Tür. Statt der einst berühmten Treppe, sie konnte mit einem Stuhl befahren werden, gibt es nun einen Aufzug. Allerdings muß Madame fünf lange Jahre warten, bis alle Mieter endlich ausgezogen sind. »Ich wählte die Dachwohnung für mich, weil sie die schönste Aussicht auf mein geliebtes Paris bot.« In der Tat kann sie von den großen Fenstern und von ihrem mit Blumen und immergrünen Stauden bepflanzten Dachgarten mit Springbrunnen den Blick weit über die Seine, das berühmte Restaurant »Tour d'Argent«, die Türme der Kirche von St.-Louis und die ehrwürdigen Zwillingstürme der Kathedrale Notre-Dame schweifen lassen. Wilder Wein klettert an hohen Glaswänden empor, die in einer Ecke einen windgeschützten Eßplatz formen. Sie wird das Penthouse bis zu ihrem Tod behalten. Die Farbe Grün beherrscht das Wohnzimmer: von den schweren Damastvorhängen, den blattgrün gemalten Wänden bis hin zu den wertvollen Malachit-Tischen, die auf einem kostbaren Aubusson-Teppich in verschiedenen Grüntönen stehen. Überall verteilt finden sich Kostbarkeiten wie Silber- und Goldaschenbecher, Glasobjekte, ägyptische Skulpturen, alles bestrahlt von einem riesigen Kronleuchter aus massivem Empire-Kristall. Der nächste Raum ist vollgestellt mit ihrer Sammlung von Neger-Skulpturen, wie es damals hieß, die sich zum Teil auf Borden und in Vitrinen befinden. Der vorherrschende Farbton ist hier ein dramatisches Rot, das sich in den Vorhängen, Polsterstühlen und Kissenlandschaften wiederfindet. Von hier aus gelangt man durch ein kleines Vorzimmer in das große Speisezimmer, dessen dramatische Steinwände aus riesigen Blöcken Beton bestehen. Ein langer, schwarzweißer Marmortisch, der mindestens eine Tonne wiegen mußte, wird von zwölf hochlehnigen Louis-XIV-Stühlen eingerahmt. Die kühle Atmosphäre wird etwas durch großformatige Gemälde, zumeist von Miró, den Sideboards und Serviertischen aus Holz gemildert. Durch das kleine Speisezimmer, möbliert mit Biedermeier-Stücken, gelangte man in das üppig mit exotischen Pflanzen bewucherte Gewächshaus, das sich auf einer Brücke befand, die das Hauptapartment mit einem kleineren verband. Dort wohnte der Prinz, wenn er in Paris war. Neben diesen Räumen gab es noch ein Karten- und ein Musikzimmer, Madames Schlafgemach, eine Bibliothek und die Empfangsräume, nicht zu vergessen die Küche und diverse Bäder. O'Higgins fand das Apartment, trotz seiner üppigen Ausstattung, »kalt, sogar deprimierend«, mußte aber zugestehen, daß »das Pariser Apartment Masse und Klasse, das New Yorker dagegen nur Masse« vorzuweisen hatte.

Im selben Jahr erscheint auch ihr erstes Buch: *The Art of Feminine Beauty*, das der getreu den Zeilen folgenden Frau eigentlich keine einzige Sekunde Freizeit von einer rigiden Schönheitsroutine läßt.

Ebenfalls 1930 eröffnet sie in Rom ihren fünften Salon in Europa. 1932 folgt ein weiterer in Mailand, 1934 in Wien und Toronto.

Auf nach Amerika, sie kann die Abfahrt nicht länger hinauszögern. Ihr graust vor der einsamen Überfahrt nach New York, aber es muß ja sein. Um dort nicht so allein zu sein, nimmt sie die beiden Söhne aus der Schule. Zu ihrem eigenen Erstaunen kann sie die beiden in den Sommerferien für die Arbeit in der Fabrik begeistern. Roy allerdings mehr als Horace. Der interessiert sich – wie sein Vater – mehr für Bücher, doch werden beide die nächsten Jahre in den Sommerferien mitarbeiten. Sie nimmt keine Rücksicht auf ihr eigenes fortgeschrittenes Alter, sie ist nun Mitte sechzig, wird immer gereizter und schwieriger. »Ich möchte lieber nicht daran denken, was mein armer Mitarbeiterstab mit mir auszustehen hatte.«

Aber es soll noch schlimmer für sie kommen. Ihr geliebter Vater stirbt. Helena schiebt das erste Mal bei einem Todesfall in ihrer Familie ihre Unabkömmlichkeit vor, schickt statt dessen ihre Schwester Manka zur Beerdigung nach Krakau. Als sie dort eintrifft, ist auch die Mutter gestorben.

Die Verdrängung rächt sich bald. Es ist alles zu viel für Helena: die Trennung von Titus, der Tod der Eltern, die Geschäfte – sie fühlt sich elend, findet nachts keinen Schlaf. Zum Glück weiß ein befreundeter Arzt, wie er sie zur Erholung ins neue Bircher-Benner-Sanatorium in Zürich locken kann. Er appelliert an ihre professionelle Neugier. Dr. Bircher-Benner ist ein Pionier auf dem Gebiet der gesunden und vielseitigen Ernährung mit vollwertigen Lebensmitteln, in der er den Hauptfaktor für psychische und physische Gesundheit sieht. Das interessiert Helena. Sie fühlt sich vom ersten Augenblick an wohl dort. »Tatsächlich betrachte ich meine Begegnung mit Dr. Bircher-Benner als eines der großen Ereignisse in meinem Leben. Viele Einsichten, für die er kämpfte, sind heute selbstverständlich geworden.« 1938 schreibt sie ein Buch, das auf der Diät von Dr. Bircher-Benner basiert, *Food for*

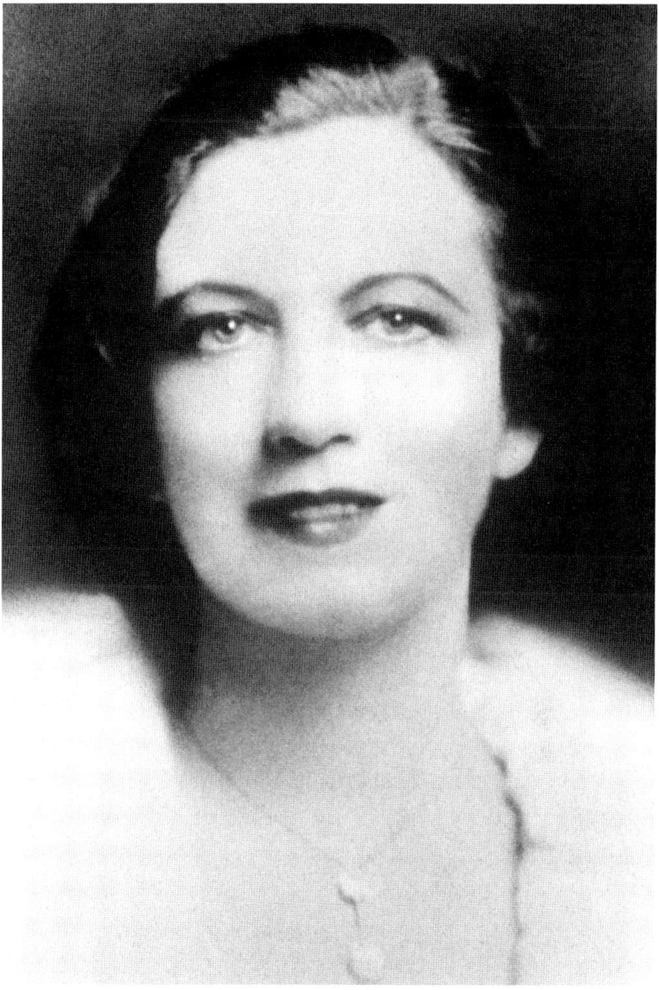

Jugendbildnis, um 1900

Elizabeth Arden

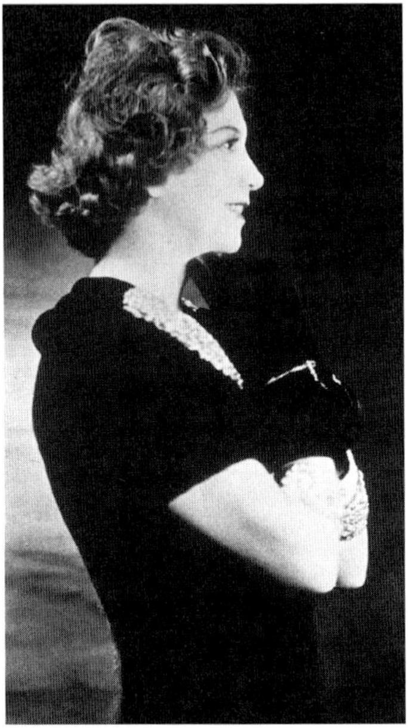

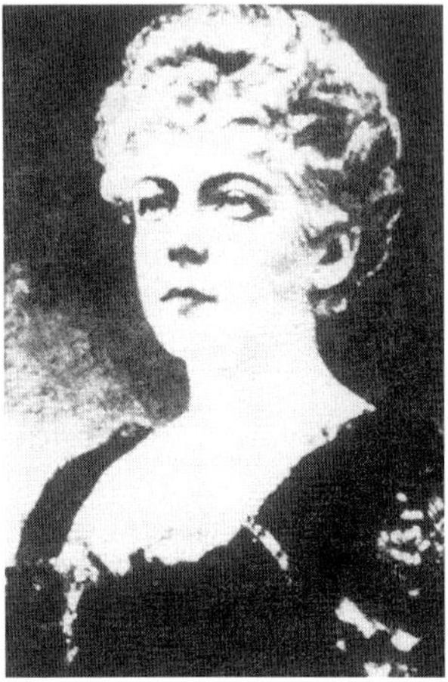

Harriet Hubbard Ayer

Unten: Werbeplakat des Elizabeth-Arden-Schönheitsprogramms

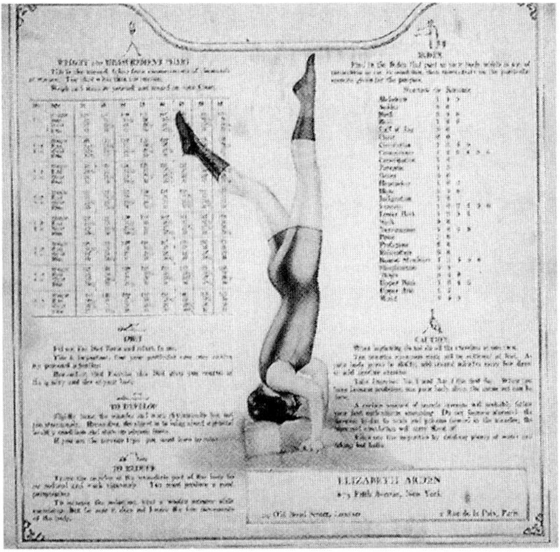

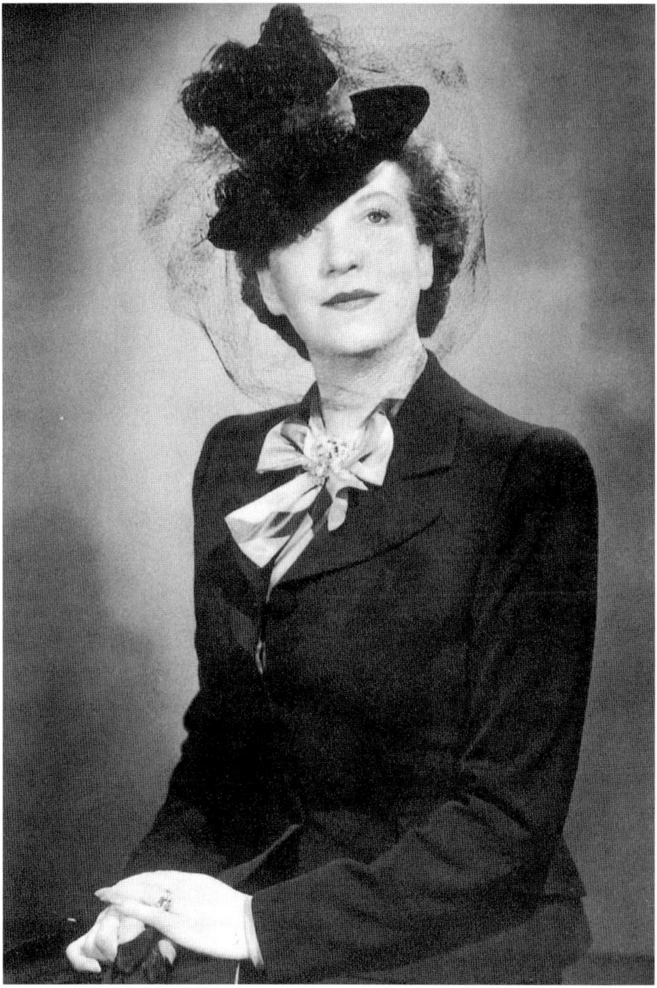

New York, um 1920

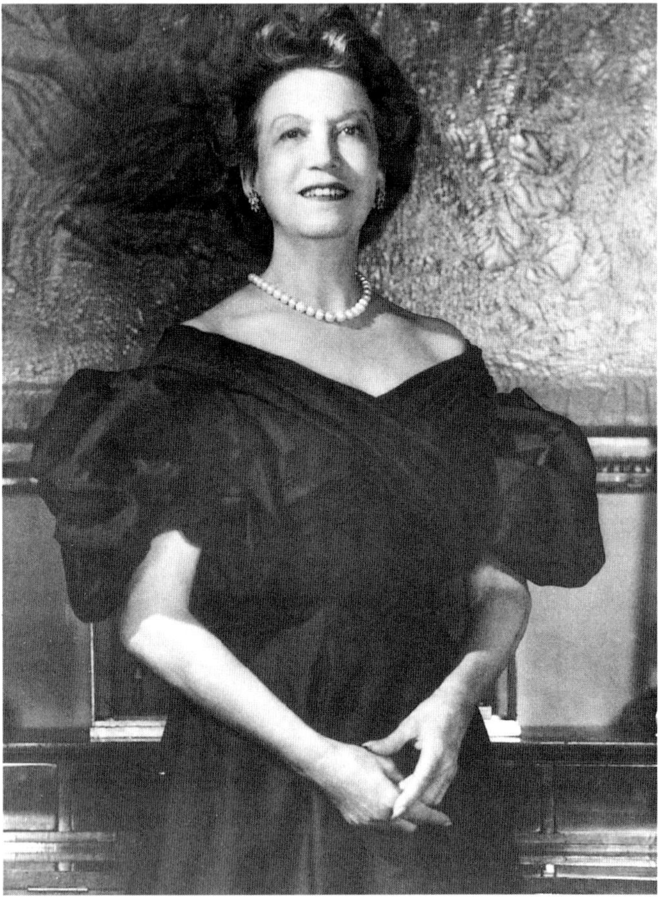

Auf dem Höhepunkt ihrer Karriere,
England 1947

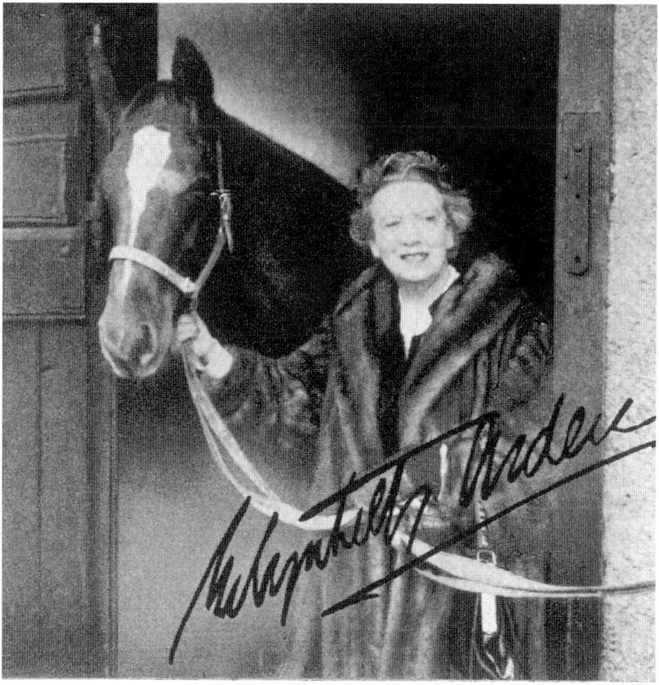

In Lexington, Kentucky,
mit »Blue Fantasy«

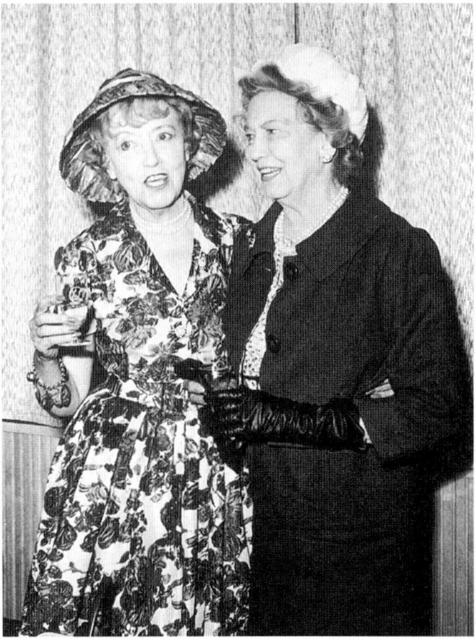

Mit ihrer Schwester, Mme de Maublanc, Salon der Air France, Flughafen Orly

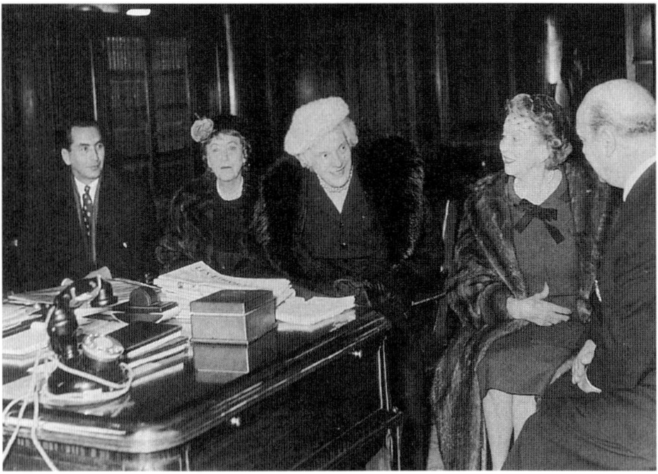

Empfang im Pariser Hôtel de Ville, 1956. Elizabeth Arden (2. v. l.) und Mme de Maublanc (2. v. r.)

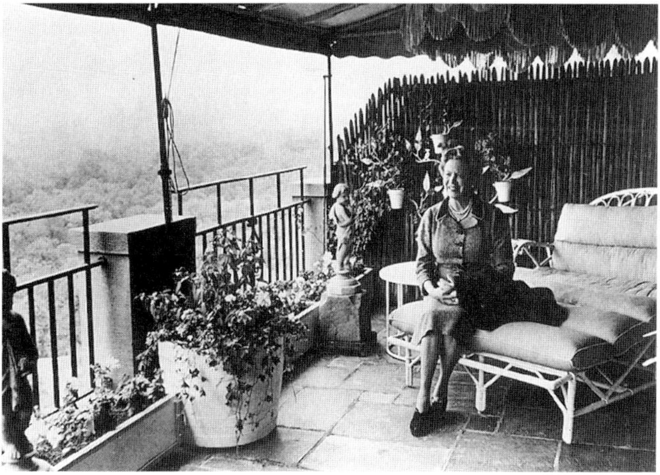

Auf der Terrasse ihrer Wohnung in New York, mit Blick auf den Central Park

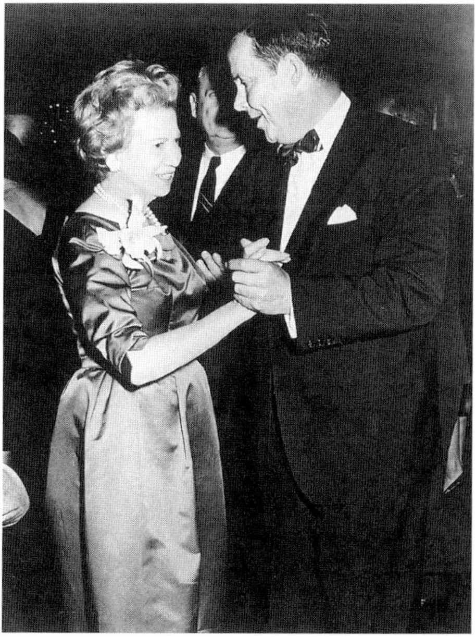

Auf der »Blue Grass«-Party, 23. Mai 1961

Elizabeth Arden GRANDE DAME

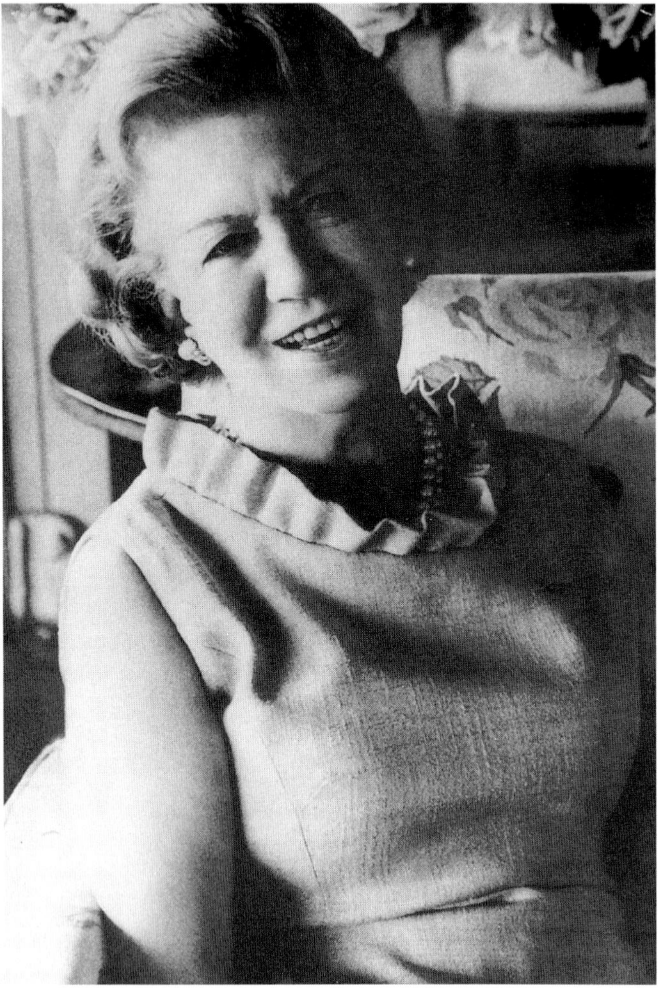

Beauty mit über 100 Rezepten für Kombinationen mit roher Nahrung. Drei Wochen lang erhält sie eine Diät aus Birchermüesli, viel rohem Obst und Gemüse. Ihr Leben lang soll sie die Gewohnheit beibehalten, während des Tages in Abständen Rohkost zu sich zu nehmen. Die alte Vitalität kehrt zurück, sie kann wieder schlafen – und nimmt fünf Kilo ab.

Sie macht nur einen kurzen Zwischenstopp in Paris auf der Rückreise nach New York. Sie kann es kaum erwarten, die neuen Erkenntnisse in ihren Salons wenigstens teilweise weiterzugeben. Sie sieht es als lukratives Geschäft, das vor allen Dingen bei den amerikanischen Frauen gut ankommen müßte. Schließlich kann sich nicht jede eine Reise in die Schweiz leisten.

»Der Tag der Schönheit« wird geboren und gleich vielfach inseriert. Der Achtstundentag beginnt für die Kundin morgens mit Wiegen, Messen und dem Ausarbeiten der maßgeschneiderten Behandlung. Dann wird unter ärztlicher Aufsicht Gymnastik betrieben, gefolgt von einer reinigenden Dusche und entspannender Körpermassage. 15 Minuten darf sich die Kundin jetzt erholen, dabei einen kalorienarmen Imbiß zu sich nehmen. Er besteht zumeist aus frisch gepreßtem Obst- oder Gemüsesaft und einigem rohen Gemüse und Obst. Der Nachmittag beginnt mit einer intensiven Gesichtspflege. Dann kommt das Haar an die Reihe, Füße und Hände. Zum Schluß erhält die Kundin noch eine ausführliche Lektion in Sachen Make-up. Der Schönheits-Tag wird in all ihren Salons ein großer Erfolg, doch schon bald müssen die Damen ohne den Imbiß auskommen. »Er erwies sich in finanzieller Hinsicht leider als Fehlgriff … Wir machten damit ein beträchtliches Defizit.« Der Fehler liegt, wie sie selbst zugibt, bei ihr, die nicht genug von einem Restaurant-Betrieb verstand.

1936 findet ein weiteres Buch von Rubinstein den Weg in die Buchhandlungen. *This Way to Beauty* gibt Instruktionen für die Schönheitspflege zu Hause. In diesem Jahr eröffnet auch ihr neuer, eleganter Salon in New York. In Nr. 715 Fifth Avenue »fand sich eine beeindruckende Anzahl Angestellter: Physiotherapeuten, Make-up-, Diät-, Haar- und Haut-Experten, Friseure, Gymnastiklehrer und ein Arzt«.

Im November 1937 werden Edward Titus und Helena Rubinstein geschieden. Ein Jahr später heiratet sie den georgischen Prinzen Artchil Gourielli-Techkonia. Sie ist 66, er 41 Jahre alt.

Ihre erste Begegnung fand im Jahr 1935 statt, bei der Comtesse de Polignac, der Tochter der Modeschöpferin Jeanne Lanvin. Der Prinz, ein fast schon professioneller Bridge- und Backgammon-Spieler, ist ihr Partner bei einer Bridge-Partie. Er lebt von einer kleinen Apanage seiner Familie, möchte gern Maler sein. »Er war ein großer, gutaussehender, schwarzlockiger Mann von ansteckender Heiterkeit«, beschreibt sie ihn. »Seine Offenheit und Wärme gefielen mir, ebenso wie sein Lachen. Seit langer Zeit hatte ich mich nicht so gut unterhalten.« Aber sie ist vorsichtig. Viele Russen mit angeblichen Titeln halten sich zu dieser Zeit in Frankreich auf. Ihre Freundin Misia Sert bietet ihr an, seine Identität zu überprüfen. Sie stimmt zu und ist erleichtert, als er sich als der erweist, der er behauptet zu sein. Einer anderen Quelle zufolge soll er sich von Anfang an mit dem »Almanach de Gotha« präsentiert haben, der seine Abstammung zweifelsfrei nachweist. Allerdings ist weder vor, während, noch nach dieser Zeit ein Eintrag über seine Familie verzeichnet. So stimmt wohl die Geschichte aus dem amerikanischen Klatschblatt *Confidential*, der »Prinz« habe extra ein Blatt drucken und einfügen lassen. Eine georgische »Adelige« äußerte einmal, daß man in ihrem Land nur sechs Schafe besitzen müsse, um ein Fürst zu sein.

Vorsichtig, wie sie war, wies Helena ihre Anwälte an, einen Vertrag aufzusetzen: Das Geld, das sie dem fast mittellosen Mann zukommen läßt, soll nach seinem Tode wieder an sie zurückfallen. Es werden schließlich immerhin eine halbe Million Franc sein.

Im feinen Restaurant »Colony« in New York hält er mit den Worten »Wir sind beide keine Kinder mehr, Helena, und Sie brauchen mich« um ihre Hand an. Der Altersunterschied läßt sie noch ein wenig zögern. Doch als ihr Freunde und Angehörige zureden, »sogar meine Söhne waren begeistert«, gibt sie ihm das Ja-Wort. Die Schriftstellerin Claire Goll (1891–1977) allerdings, die für Helenas Produkte in den zwanziger und dreißiger Jahren kleine Werbetexte schreibt, läßt kein gutes Haar an dem Prinzen. Sie nennt ihn in ihren Memoiren *Ich verzeihe keinem* »... einen betitelten Säufer ..., Experten in Schnaps, Wodka und anderen scharfen Getränken. Einige ehemalige weißrussische Gardeoffiziere versicherten, ihn vor Kriegsausbruch 1914 nüchtern gesehen zu haben, aber seit der Hinrichtung des Zaren sei er vor Schmerz nicht mehr aus dem Suff herausgekommen ...«

Persönlich scheint Helena glücklich, doch im Geschäft wird ihr im selben Jahr ein Schlag versetzt, von dem sie und ihre Firma sich nur sehr langsam erholen sollen. Die Rivalin Elizabeth Arden trifft sie an der empfindlichsten Stelle, ihrem Management, das in der ganzen Branche einen außergewöhnlich guten Ruf genießt. Mit 50000 Dollar Jahresgehalt wirbt »dieses Weib« Rubinsteins Geschäftsführer ab, der noch elf weitere Angestellte zu Arden mitnimmt. Madame revanchiert sich ein Jahr später. Sie stellt Ardens Ex-Mann Tom Lewis als neuen Geschäftsführer ein. Von vielen damals als »ohne Zweifel der tollste Coup in der Schönheits-Branche« beschrieben, soll es jedoch kein großer Triumph für sie werden. Die bei der Scheidung von seiner Frau gerichtlich erzwungene fünfjährige Abstinenz vom Geschäftsleben hat Tom Lewis nicht gut getan. Er bringt Rubinstein weder das erhoffte Insider-Wissen (»was dieser Mann für Geheimnisse kennen muß!«) noch Glück im Geschäft.

Die dreißiger Jahre erweisen sich ganz allgemein als schwierig für die amerikanische Kosmetikbranche. Das erste Mal in der Geschichte kümmert sich die Federal Trade Commission auch um die Schönheits-Industrie und die oft vollmundigen Anzeigen. Initiiert wird das von der American Medical Association, die falsche Versprechungen über die therapeutischen Eigenschaften eines Produkts in Anzeigen verhindern will. Vieles, was sie lesen, gefällt ihnen gar nicht.

Damals durfte noch ungeniert behauptet werden, daß Cremes jünger machen oder Lotionen tief die Poren reinigen. Vieles muß gestrichen oder umformuliert werden. So erhält die original »Valaze Creme«, später »Skin Clearing Creme«, den neuen Namen »Wake-up Creme«. Proteste helfen nicht, der Klügere gibt nach. Einige Firmen, die sich nicht an diese Regel halten, müssen schließen. Das Ergebnis dieser Aktion: Die Kosmetik-Industrie fällt unter die Aufsicht der United States Food and Drug Administration (FDA), die sie in Zukunft mit Argusaugen im Visier hat. Die Zeiten der bis dahin allgemein üblichen großzügigen Vergleichsbehauptungen zu einem Produkt sind vorüber.

1939 trifft der zwischen Deutschland und Frankreich ausbrechende Krieg den Prinzen und die Prinzessin in Paris. Für Helena ist es bereits der zweite, den sie erlebt. Das Paar zögert fast zu lange mit der Abreise. Während sie sich auf die Flucht vorbereiten, wird auf der New York World Fair die erste wasserfeste Mascara präsentiert. Rubinsteins »Waterproof Mascara«, entwickelt von einer Österreicherin, kommt 1940 auf den Markt und wird weltweit ein riesiger Erfolg. Den Nachweis der Haltbarkeit, von der sich alle Zuschauerinnen vor Ort überzeugen können, erbringen auf dieser Show die Mädchen des beliebten Wasserballetts »Aquacade«.

Elizabeth Arden
Die erste Schönheits-Farm

Der Börsenkrach im Oktober 1929 vernichtete unzählige Firmen. Doch setzte die Kosmetik-Industrie im Jahr 1928 noch 500 Millionen Dollar um, so stieg die Summe bis Ende 1929 auf 750 Millionen Dollar. »Die Depression scheint gut für unser Geschäft zu sein«, bemerkt Elizabeth erfreut zu ihrem Mann Tom. »Je mehr die Frauen auf ihren Nägeln herumkauen, die Stirn zusammenziehen oder an ihren Haaren reißen, desto mehr brauchen sie uns.«

Spricht's und kauft sich 1930 das Haus 691 Fifth Avenue. Schließlich hatte eine andere Rivalin, Dorothy Gray, nur ein paar Häuser weiter ein Gebäude hochziehen lassen und es auch noch Dorothy Gray Building benannt! Rue Carpenter muß alles stehen und liegen lassen, um den neuen Salon einzurichten. Arden setzt durch, daß der Russe Nicholai Remisoff, ein Mann mit besten Referenzen, sich gemeinsam mit ihr um das Dekor kümmert. Der neue Salon wird enthusiastisch von der Presse aufgenommen, die klassische Strenge des Eingangs und der Empfangshalle mit ihren jadegrünen Glaswänden beklatscht. In den oberen fünf Stockwerken, jedes in einem anderen originellen Stil gehalten, befinden sich Behandlungs- und Gymnastikräume, Massage-Kabinen und Räume für Steptanz- und Fechtunterricht. Es ist der Anfang einer langen Zusammenarbeit zwischen Miss Arden und Remisoff. Er wird von nun an ihre neuen Salons weltweit einrichten, ebenso ihr Penthouse, und die meisten der alten Salons komplett erneuern.

Die dreißiger Jahre beginnen allerdings nicht so gut für Miss Arden. Zuerst ist da der sich langsam, aber stetig entwickelnde Konflikt mit ihrem Mann. Ihr Verantwortungsbereich, das Eröffnen neuer Salons, ist inzwischen zur Routine geworden. Sie hat immer weniger zu tun, während der Einfluß von Tom immer größer wird. Sie weiß, sie sollte es nicht tun, aber sie mischt sich immer mehr in seine Angelegenheiten ein. Kurzfristig sind sie vereint im Kampf gegen die Regierung, die, auf der Suche nach dringend benötigten Geldern, die Schönheits-Industrie entdeckt hat und eine Luxussteuer von zehn Prozent auf alle Kosmetikartikel erhebt, die wenig später wie folgt abgeändert wird: alle Kosmetik-Linien (Lippenstift, Rouge, Puder, Mascara) müssen die Steuer an die Kunden weitergeben, während sie in den Behandlungs-Linien (Cremes, Lotionen, Tonics) enthalten sein kann.

Die neue FDA-Verordnung, der sich schon Rubinstein beugen mußte, trifft Arden noch härter. Arden muß ihre »Orange Skin Food Creme« in »Orange Skin Creme« umbenennen. Schließlich sei eine Creme kein Nahrungsmittel, so die Erklärung. Sie ist hochgradig erbost, muß sich aber beugen.

Zudem erschüttert ein Skandal die Industrie: Sieben Firmen, darunter Arden, werden wegen »Drücker-Geld« (push money) angeklagt. Es war weitverbreiteter (illegaler) Usus, Repräsentanten einer Firma Geld dafür zu zahlen, statt der eigenen Produkte die der Konkurrenz zu pushen. Die Kundin hatte keine Kenntnis davon, daß sie unter diesen Umständen fast gezwungen wurde, das Produkt eines Mitbewerbers zu kaufen, obwohl sie lieber ihr Standardprodukt erworben hätte. Arden geht gerichtlich gegen die Klage vor, ist aber die einzige, die nach vierzehn Jahren Rechtsstreit eine Unterlassungs-Order erhält.

Nach diesen Turbulenzen kann sich das Ehepaar Lewis wieder seinem Privatkrieg widmen. Elizabeth möchte gern ein Lippenstift-Set mit sieben verschiedenen Farbtönen herausbringen, das es den Frauen ermöglicht, die Lippenfarbe auf die Farbe der Kleidung abzustimmen. Tom ist strikt dagegen. Sie wütet: »Dies ist mein Geschäft! Und ich leite es, wie ich es für richtig halte! Wenn es dir nicht gefällt, kannst du ja gehen!« Sie läßt das Set produzieren und tourt persönlich mit sieben Ballett-Mädchen, für jeden Farbton eines, durch das Land. Die Truppe erregt überall großes Aufsehen und sorgt für Schlagzeilen.

Der Tropfen, der schließlich bei Elizabeth das Faß zum Überlaufen bringt, ist ein Telegramm von Tom Lewis an alle Salons, Einkäufer und Verkaufspersonen. Darin ordnet er an, jede Korrespondenz direkt an ihn, aber an eine andere Adresse, gehen zu lassen. Es war klar, daß Elizabeth in kürzester Zeit davon erfahren würde. Was hatte er sich bei diesem schlimmen Schnitzer gedacht? Wollte er so seine Frau zu einer direkten Konfrontation herausfordern, oder hatte er wirklich geglaubt, mit diesem offensichtlichen Vertrauensbruch durchkommen zu können? Ihm gehört nicht eine einzige Arden-Aktie, er hat keinerlei Anspruch auf ihre Firma. Als er abends nach Hause kommt, stehen seine Koffer sauber gepackt im Flur. Der Pförtner und der Fahrstuhlführer haben strikte Anweisung, ihn nicht mehr ins Penthouse zu lassen. Er wird es nie wieder betreten.

Ein paar Tage später sendet ihm ein Anwalt ein Vergleichsangebot. Als Gegenleistung für die unbestrittene Einwilligung in die Scheidung aufgrund seelischer Grausamkeit erhält er die Summe von 25 000 Dollar in bar. Das Unternehmen, das er mit aufgebaut hat, ist über 15 Millionen Dollar wert. Doch diese lächerliche Abfindung ist noch nicht das Schlimmste: Seine Frau läßt ihm für fünf Jahre verbieten, einen Job in der Kosmetik-Branche anzunehmen. Ihm bleibt nichts anderes übrig, als ihre Bedingungen zu akzeptieren. Gerichtlich dagegen anzugehen könnte sich über Jahre hinziehen – dafür fehlt ihm das Geld – und sogar mit einer Niederlage enden. Am 5. Oktober 1934 wird Elizabeth Graham in Augusta, Maine, von Tom Lewis geschieden.

Das Haus in Maine ist jetzt Ardens Zufluchtsburg, dorthin zieht sie sich fast jedes Wochenende zurück. Hier lebt auch die seit ihrer Jugend vernachlässigte Liebe zu Pferden wieder auf. 1931 kauft sie das erste Pferd, einen Halb-Araber. Sie engagiert einen Weißrussen als Trainer und Reitlehrer, Colonel Prince Kader Guirey. Während der Woche fabriziert er Puder in ihrer Fabrik. Elizabeth beschäftigt dort einige noble Exilanten, darunter einen persischen Prinzen, einen russischen General und einige deutsche Grafen. Aber Weißrussen sind zu der Zeit eindeutig der letzte Schrei in New Yorks feiner Gesellschaft.

Während der schwierigen Zeit mit Tom steht ihr Bessie Marbury zur Seite, ermutigt und unterstützt sie. Niemals hat Elizabeth jemandem soviel Zuneigung entgegengebracht. Mit Bessie an der Seite fühlt sie sich stark, geliebt und nicht mehr so allein. Sie vertraut ihr ohne Einschränkung. Doch zu Elizabeths Entsetzen verläßt Bessie sie einfach. Sie stirbt 1933 im Alter von 77 Jahren. Die Teilnahme der Berühmten und Mächtigen am Begräbnis zeigt Bessies starken Einfluß in über vierzig Jahren auf die Gesellschaft, auf die Kunst und sogar auf die Politik.

Nach ihrem Tod wird ein Komitee gebildet, dem unter anderen Mrs. Franklin D. Roosevelt, Mrs. William K. Vanderbilt, Miss Anne Morgan und natürlich Elizabeth angehören. Bessies Haus soll als Gedenkstätte erhalten bleiben, mit einer Bibliothek und einem Museum. 50 000 Dollar werden dafür veranschlagt, die sich erheblich reduzieren, als Elizabeth das Haus kauft. Das Ganze zieht sich jedoch in die Länge, weil das restliche Geld einfach nicht zusammenkommen will. Elizabeth wird ungeduldig.

Auf die Idee zu einer Schönheits-Farm bringt sie Henry Sell, ihr Lieblings-Beau bis zu ihrem Tod und Chef ihrer Anzeigen-

Firma. Er erzählt ihr von einem Mann am Lake Placid, der sein Haus in einen Club umgewandelt hat. Sie ist elektrisiert. Das ist es! Ein Schrein. Für Bessie. Für die Frauen. Für die Schönheit. Ein Ort, zu dem nur Frauen Zutritt haben. Eine Kombination aus elegantem Frauenclub und den berühmten Gesundheits-Bädern in Europa. Sie zieht ihr Angebot an das Komitee zurück und verleibt sich das Grundstück ein, das sie ebenfalls »Maine Chance« nennt.

Die Umbauten dauern ein ganzes Jahr und belaufen sich am Ende auf etwa 200 000 Dollar. Rue Carpenter ist wieder am Werk. Ein Swimmingpool wird gebaut, großzügige Gartenanlagen angelegt, ein Dutzend neue Gebäude erstellt für die Unterbringung der Gäste, für Umkleideräume, Behandlungs- und Erholungsräume. Im Sommer 1934 ist es soweit. Mit der Eröffnung ihrer ersten Schönheits-Farm kann sie wieder einen »Erstling« verbuchen. Die Preise sind hoch, doch das Haus ist immer ausgebucht.

Nicht mehr als zwanzig Gäste werden von vierzig Angestellten, darunter allein sechs Gärtnern, umhegt. Sie sorgen dafür, daß es den oftmals illustren Gästen in den Suiten, den Behandlungs-, Gymnastik- und Dampfräumen und den Umkleidekabinen an nichts fehlt. Auch das tägliche Frühstück im Bett mit roter Rose gehört zu ihren Pflichten. Bald wird die Farm zu einem Anziehungspunkt für die Damen der High Society. Die Mund-zu-Ohr-Propaganda ihrer Gäste funktioniert fast besser als die teuer bezahlten Anzeigen-Kampagnen. Die Frauen beugen sich willig der rigiden Routine des bis auf die Minute ausgearbeiteten Planes zur Erholung und Verjüngung und sind bereit, für einen durchschnittlichen Gewichtsverlust von knappen drei Kilo pro Woche zwischen 200 und 500 Dollar zu zahlen. Und das während der Rezession! Die Schauspielerin Ava Gardner, ebenso wie Mamie Eisenhower und die Botschafterin und Bühnenautorin Clare Boothe Luce lassen sich mit Dampf, Wachs und Sauerstoff behandeln, herumrollen, kneten und duschen und unterwerfen sich den Anweisungen strenger Arden-Diätkost. Neben allen Arten von Sport werden auch Haltungs- und Yoga-Übungen gelehrt. Freie Zeit können sie beim Bowlen, bei Badminton, auf einem Motorboot oder auf dem Rücken von sechs Pferden verbringen.

Das neue Hobby beansprucht immer mehr Platz in Ardens Leben, bald sind es noch drei weitere Pferde, mit denen sie eine Menge Preise bei Pferdeschauen einheimst. Aber das langweilt sie bald.

Der wahre Thrill, ahnt sie, findet sich nur auf der Rennbahn. Doch darüber weiß sie zu wenig. Sam Riddle, ein bekannter Experte auf diesem Gebiet, bietet ihr seine Hilfe an. Sie lernt ihn bei einer Wochenend-Einladung von Freunden in Saratoga, dem amerikanischen Mekka des Pferderennsports, kennen. Leslie Combs, der sich zu dieser Zeit einen Namen als Talent-Scout für zukünftige Sieger gemacht hat, wird ihr Berater und Manager. Er soll später einer der größten Züchter weltweit werden.

Um 1935 widmet sie sich intensiv dem Aufbau ihres Stalls, wird Mitglied in der Belmont und Saratoga Racing Association und mietet sich ganzjährig ein kleines Haus in Belmont und eins für die Saison in Saratoga. Sie ist auf der Suche nach Pferden, einem guten Trainer und den besten Jockeys. Als Rennstallbesitzerin öffnen sich ihr endgültig die Türen zur feinen Gesellschaft, zu den ältesten Dynastien Amerikas, wie den Vanderbilts und den Morgans. Sie hat es auch auf diesem Gebiet geschafft.

In dieser Zeit entwickelt Swanson eine neue Creme, die Elizabeths erfolgreichstes Präparat werden soll – die »Eight Hour Cream«. Sie bietet die Creme ihren Kunden mit den Worten an: »Versuchen Sie sie. Ich benutze sie für meine Pferde.« Im selben Jahr stößt ihre Schwester Gladys auf einen bezaubernden neuen Duft in der Parfumstadt Grasse, in Südfrankreich. Sie schickt Elizabeth davon einen Flakon mit einer Auswahl romantisch klingender Namen. Doch Elizabeth weiß schon beim ersten Schnuppern, wie sie es nennen wird: »Blue Grass«. Nach dem Gras in den Hügeln von Kentucky, wo sich ihre Ställe befinden. Ihr erstes Parfum auf dem Markt hat – wie könnte es anders sein – etwas mit Pferden zu tun. Trotz des ungewöhnlichen Namens wird der blumige Duft sofort ein Bestseller und bleibt es bis heute.

Elizabeth wird bis zu ihrem Tod diejenige sein, die sich um jedes Detail kümmert: um die Zusammensetzung der Kosmetika und die Texte der Anzeigenkampagnen, um die Namen der Düfte, um die Farbe und den Entwurf jeder Packung, jeder Faltschachtel, jedes Etiketts, jedes Fläschchens, jeder Puderdose – und die für alles und alle die letzte Instanz ist. Bezeichnend ist ein Erlebnis aus den dreißiger Jahren, das Elizabeth Arden gerne erzählt: »Als mich ein Taxifahrer vor meiner Fabrik absetzte, sagte er in vertraulichem Ton zu mir: ›Meine Frau ist überzeugt, daß es gar keine Elizabeth Arden gibt und glaubt, daß irgendein geschäftstüchtiger Mann dahintersteckt.‹ Der arme Mann fiel fast in Ohnmacht, als ich mich als Miss Arden vorstellte und ihm eine signierte Creme für seine Frau mitgab. ›Vielleicht glaubt sie ja jetzt, daß es mich gibt.‹«

Tom Lewis fehlt an allen Ecken und Kanten. Elizabeth macht eine Radio-Show für NBC. Gegen den Willen ihrer Berater, die sagen, daß Radio nur etwas für den Massenmarkt sei. Die Show bringt ihr nichts, kostet sie aber 200 000 Dollar. Niemand kann es ihr recht machen. Es ist der Anfang der Arden-Drehtür, durch die Manager, Agenturen und Angestellte jeden Ranges kommen und auch wieder gehen. Sie verliert 500 000 Dollar und den fünften Manager in den zwei Jahren nach der Trennung von Lewis. Schließlich bittet sie Wellington »Duke« Cross, einen ehemaligen Broadway-Musical-Star, ihr einen wirklich fähigen Mann zu suchen. Tom Lewis konnte ihn nach einer Show für das Unternehmen seiner Ehefrau abwerben. Cross weiß sofort den Richtigen für diesen vakanten Posten, doch seine Antwort kommt zögernd, aus gutem Grund: »Harry Johnson, aber er arbeitet für Madame

Rubinstein!« Elizabeth könnte nicht glücklicher darüber sein. Mit glänzenden Augen ruft sie: »Holen Sie ihn, egal was es kostet!« Cross, übrigens, blieb vierzig Jahre bei Arden und war zum Schluß Vizepräsident der Firma.

Johnson ist natürlich über die Drehtür informiert. Er kostet Arden einen Fünfjahresvertrag von 50 000 Dollar pro Jahr. Johnson zieht weitere elf Rubinstein-Mitarbeiter mit sich. Madame ist außer sich: »Dieses Weib stiehlt meine Angestellten! Ich werde mich rächen!« Das wird sie auch, nicht viel später.

Inzwischen hat Arden beschlossen, ihren Kundinnen auch die Möglichkeit zu geben, sich in ihren Salons frisieren zu lassen. Immerhin lassen die Frauen im Jahre 1936 bereits vier Millionen Dollar jährlich beim Friseur. Ihr gehört zwar ein kleiner Laden um die Ecke vom Salon in der East Fifty-Third Street, Nr. 3, »Au Printemps«, doch der ist nur sehr guten Kundinnen bekannt und wird völlig unabhängig geführt.

Da die Franzosen als die besten und innovativsten Frisuren-Experten gelten, beauftragt sie Gladys, ihr so schnell wie möglich einen zu finden und nach New York zu schicken. Guillaume heißt er und wird mit großem Presse- und Anzeigengetöse eingeführt. Nachdem er entsprechend bekannt ist, soll er so lange auf Tour durch Ardens sämtliche Salons gehen und Assistenten ausbilden, bis sie alle nach seiner Methode arbeiten. Mit exklusiven Handtaschen, Negligés, Schals und ein paar Kleidern von der Stange komplettiert sich langsam ihr Programm. Der Salon bietet der Kundin unter einem Dach – fast wie in einem Supermarkt – alles, was die weibliche Eitelkeit befriedigen kann. Es fehlt nur noch die Haute Couture, speziell für Arden entworfen und ausschließlich bei ihr zu kaufen.

Elizabeth führt sich als Rennstallbesitzerin genauso auf wie in ihrem Hauptgeschäft, der Kosmetik. Sie muß einfach die Kontrolle über alles haben. Das führt natürlich zu Differenzen mit den

Angestellten. Die Drehtür steht jetzt auch vor den Ställen, wird in Bewegung gehalten von Trainern, Jockeys und Stallburschen. Doch sie stellt die besten Leute ein, die bei ihr arbeiten, wohl wissend, daß sie noch das volle Jahresgehalt bekommen, auch wenn sie nach der ersten Woche gefeuert werden. Sie nennt ihren Stall zuerst Mr. Nightingale. Diesmal ändert sie nicht ihren Namen, nur das Geschlecht. Doch ein paar Jahre später schon wird er in Maine Chance umgetauft. Auf der Rennbahn selbst ist sie nie Elizabeth Arden. Kurzfristig nennt sie sich Mrs. E. Graham Lewis, nach der Trennung aber nur noch Mrs. Elizabeth N. Graham.

Im Jahr 1937 zerstört ein Feuer den Stall in Belmont Park, bei dem alle ihre vier Ersterwerbungen verenden. Sie kauft sofort einen Jährling nach. Great Union, der Enkel von Man'o'War, der Sam Riddle gehörte, zeigt von Anfang an großes Potential und gewinnt 1939 als Dreijähriger in Saratoga das erste große Geld für Elizabeth. Nach dem Rennen kann die Besitzerin dem örtlichen Blatt stolz erzählen, daß ihr Stall endlich schwarze Zahlen schreibt.

Zwischendurch findet sie noch die Zeit, ihre Salons in Europa zu kontrollieren. Ihre erste Arbeitgeberin, Eleanor Adair, hat sich ganz aus Amerika zurückgezogen, ist wieder zu ihren Wurzeln zurückgekehrt. Sie residiert bis Mitte der dreißiger Jahre nur ein paar Türen von Arden entfernt in Londons Old Bond Street Nr. 30. Ab 1937 finden ihre Kundinnen sie dann in der New Bond Street.

In Deutschland wirbt Arden 1934 in Anzeigen mit einem neuen Heimbehandlungsbuch und einem Sparsamkeitsfragebogen, den sich die Frauen zuschicken lassen können. Sie bietet Reinigungs- und Hautstärkungscremes an, Hautnährmittel und Salben gegen braune Flecken. Außerdem Badehandschuhe, die Seifentücher, zartparfümierte Kosmetik und Seife in einem sind, und den Ardena Creme-Klopfer. »Mein Flüssigkeits-Klopfer ist doppelköpfig. Für Hals, Stirn und Wangen benutzen Sie den runden Kopf, für Linien zu beiden Seiten des Mundes oder um die Augen den birnenförmigen Teil.« Die sogenannte Patter-Kombination ist für 19,50 Reichsmark zu haben. Abschließend heißt es: Die Elizabeth-Arden-Toilette-Präparate sind in fast allen eleganten Geschäften Deutschlands, Österreichs, der Tschechoslowakei und in der Schweiz erhältlich.

Der Berliner Salon wechselt im Jahr 1936 einige Türen weiter in die Budapester Straße 31. Schon seit ein paar Jahren trauen sich viele deutsche Frauen nicht mehr in den Salon. Aus Furcht vor Angriffen wegen ihres gepflegten Äußeren, das nicht mehr dem von den Nazis verordneten, nur mit Wasser und Kernseife geschrubbten Frauenbild entspricht. Aber dank der Damen des diplomatischen Corps, die sich um so etwas nicht zu scheren brauchen, und der Gattinnen einiger Nazi-Größen, die sich alles erlauben können, rettet sich der Arden-Salon ganz profitabel über die Runden. 1936 nimmt Elizabeth sogar die Einladung zu einem Essen bei Hermann Göring an. Mit den Worten »Sie sind zu dick« bedankt sie sich danach. Bevor dem eitlen Göring klar wird, was er tut, macht er, wie zum Beweis, daß sie unrecht hat, einen Kopfstand. Auf dem Rückweg zum Hotel Bristol kichert sie die ganze Zeit leise vor sich hin: »Ich hätte ihn sogar dazu gebracht, seine kleinen Zehen zu berühren, wenn ich geglaubt hätte, er könnte sie auch finden!« Schon am folgenden Tag muß sie für diesen kurzen Augenblick der Macht büßen. Göring konfisziert das Trimmrad aus dem Salon, zum höheren Ruhme des »Dritten Reiches«.

Kurz nach ihrer Rückkehr nach New York verschwindet der Hinweis auf den Berliner Salon aus ihren Anzeigen. Hielt sie es für opportun, ihn zu einer Zeit zu verschweigen, in der Amerika kurz davor stand, in den Krieg einzutreten? Denn in deutschen Zeitungen werden weiterhin Anzeigen für den Salon geschaltet, bis 1947. Am 26. Juni 1940 wird Staatsrat Dr. jur. Graf von der

Goltz, Berlin, in der Handelsregistereintragung »als Verwalter für die Gesellschaft zur Sicherstellung und Erhaltung ihres Vermögens« bestellt.

Ihr nächster Europa-Trip fällt in das Jahr 1939. Der Anlaß ist die Eröffnung eines neuen Salons in Paris an der hübschen Place Vendôme Nr. 7. Dort, wo sie bei ihrem ersten Besuch in Paris kurz vor dem Ersten Weltkrieg allein, einsam und bewundernd stand. Nach und nach werden sich hier alle bekannten Luxus-Marken, darunter Chanel, niederlassen. In England erwirbt Arden eine neue Fabrik in North Acton.

Als sie zurückkommt, wartet Henry Sell mit einem weiteren Kaufangebot auf sie. United States Steel ist bereit, 25 Millionen Dollar, steuerfrei, für ihre Firma zu zahlen. Nach stundenlangen Diskussionen zwischen den beiden über das Für und Wider lehnt sie schließlich ab. »Elizabeth Arden zieht es vor, dem Verkauf nicht zuzustimmen«, ist ihr abschließender Kommentar mit Kleinmädchenstimme.

Estée Lauder
Die ersten Verkäufe

Am 15. Januar 1930 heiratet Estée Joseph Lauter. Doch Lippenstift darf die spätere »Kosmetik-Königin« dabei noch nicht tragen, ihr Vater verlangt, daß sie ihn wieder abwischt. Das Braut-Foto erscheint zu ihrem großen Stolz in der *New York Times*. Zu dem Zeitpunkt ahnt Estée nicht, daß Jahre später unzählige Fotos von ihr eine Vielzahl von Zeitungen und Zeitschriften zieren sollen.

Noch vor der Hochzeit sprechen sie, so die offizielle Version, über seinen Nachnamen. Joes Vater, in Österreich geboren, hieß Lauder. Doch bei der Einwanderung verstand der Beamte Lauter. Sie beschließen, den Namen in seinen Originalzustand zurückzuversetzen. Aus Josephine Estée Mentzer wird Josephine Estée Lauder. Doch 1933 findet sich der Eintrag für »Lauter Associates Chemists« im Manhattaner Telefonbuch, und erst im Sommer 1937 erscheint im New Yorker Telefonverzeichnis der Eintrag »Estée Lauder, 173 West Seventyeigth Street«. Unter derselben Adresse firmiert auch Joe, aber immer noch mit »t« im Nachnamen. 1938 findet man Estée in Greenwich Village wieder, Joe gar nicht mehr.

Die ersten Jahre sind hart für die beiden Neuvermählten, die nach Manhattan gezogen sind. So vage beschreibt Estée diese Zeit. Wie sie ihren Lebensunterhalt verdient haben, bleibt in ihrer

Biographie im dunkeln. Joe, der an der Handelsschule Buchhaltung studiert hat, versucht sein Glück wiederholt in der Textil-Branche, mit verschiedenen Partnern. Doch alle Unternehmen schlagen fehl. Er soll auch eine Zeitlang Knöpfe verkauft haben. Sein einziges selbständiges Geschäft – Apex Silk Company – betreibt er zum falschen Zeitpunkt. Die Rezession macht ihm zu schaffen, die Preise für Seide fallen in den Keller und damit auch die Profite. Er muß schließen. 1932 betreibt das Ehepaar Lauter kurze Zeit gemeinsam eine Cafeteria.

Zwei Jahre nach der Hochzeit kommt ihr Sohn Leonard Lauter zur Welt. Estée versucht, ihre beiden »Lieben«, das Theater und die Kosmetik, unter einen Hut zu bringen. Sie experimentiert unentwegt in ihrer Küche an noch besseren Rezepturen, probiert sie an sich selbst und jedem, der in Reichweite kommt. Aber sie will auch gern im Rampenlicht stehen. Des öfteren kann sie das Cherry Lane Theater in der Nähe ihrer Wohnung überreden, sie in kleineren Rollen auftreten zu lassen. Doch sie erkennt bald, daß ihr Talent für diese Karriere nicht ausreicht.

Als Leonard in die Schule geht, findet sie irgendwie die Zeit und das Geld, einmal im Monat in den Beauty-Salon von Florence Morris, »House of Ash Blondes«, zu gehen, um sich die Haare blondieren zu lassen. Viele der Kundinnen kann sie dazu bewegen, sich in ihrem Haus die von ihr kreierten Produkte auftragen zu lassen. Nur das warme Mittagessen für Leonard unterbricht den Tag. Die Frauen warten geduldig, bis sie wieder an der Reihe sind. Das alles kann nicht ganz unbemerkt an Florence Morris vorbeigegangen sein. Estée erkennt sofort ihre Chance, als Mrs. Morris sie eines Tages fragt, wie es ihr gelinge, ihre Haut so schön frisch und klar aussehen zu lassen. Sie verspricht, beim nächsten Mal ein paar ihrer Produkte mitzubringen. Noch vor Ablauf des Monats ist sie wieder im Salon. Mit klopfendem Herzen und vier Tiegeln, »von denen nun alles abhing«.

Estée kann Mrs. Morris fünf Minuten abringen, um an der Vielbeschäftigten ihre eigenen Produkte und das Repertoire ihrer Anwendung zu demonstrieren. Zuerst das extra feine Reinigungsöl, dann das Creme Pack, gefolgt von der schon bekannten »Super-Rich All Purpose Cream« und zum Schluß eine leichte Lotion. Dann stäubt sie noch einen Hauch Gesichtspuder auf, eben neu gemeinsam mit Onkel John entwickelt. Auf die Wangen und die Lippen kommt etwas von dem neuen Glow, den Estée gerade testet. Als sich Mrs. Morris im Spiegel sieht – Schweigen. »Wären Sie interessiert, die Beauty-Konzession in meinem neuen Salon in der 39 East Sixtieth Street zu übernehmen?« Estée jubelt innerlich. Endlich muß sie ihre Produkte nicht mehr weggeben, sondern kann damit Geld verdienen! Die Antwort ist natürlich ja.

Sie bekommt einen kleinen Stand, zahlt nur Miete, das ist ihr einziges Risiko. Alles, was sie einnimmt, gehört ihr. Aber sie braucht elegant aussehende Tiegel. Sie kauft ein Dutzend aus weißem Opalglas mit schwarzem Deckel. Ihr Onkel hat seine Cremes bisher unter dem Namen seiner Frau, Floranna, vermarktet. Estée aber will ihren eigenen Namen auf dem Etikett sehen.

Mrs. Lauder hat ihren ersten öffentlichen Auftritt. Sie ist etwa 30 Jahre alt. Sie stürzt sich mit ganzer Kraft auf die neue Aufgabe. Während die Kundinnen meist recht gelangweilt unter der Haube sitzen, verwöhnt Estée sie mit ihren Cremes, ganz umsonst. Bevor sie zum Auskämmen gehen und noch bevor sie ein Wort des Protestes äußern können, hat Estée ihnen schon ein kleines Make-up verpaßt: etwas von dem warmen Rouge, ein Hauch Honey-Glow-Puder, türkiser Lidschatten. Zum Schluß noch den Duchess-Crimson-Lippenstift, »der die Zähne aussehen ließ wie Perlen«. Wenn die Frauen sich schließlich im Spiegel bewundern können, kommen die unausweichlichen Fragen, die Estée entzücken: »Was haben Sie benutzt und wie?« Estée versorgt sie mit einer Liste ihrer Produkte, und »die meisten verließen den Salon mit wenigstens ein paar meiner Cremes und einigen Make-up-Produkten«.

Aber dazu kommt noch etwas, das sie selbst gern den »Verkaufs-Coup des Jahrhunderts« genannt hat. Von allem, was die Kundin nicht kauft, erhält sie als Geschenk eine Probe. Ein paar Löffelchen Puder in einem Wachsumschlag, etwas Lippenstift oder Rouge in einem anderen. »Damals gab ich sie sogar ohne einen Verkauf mit.« Sie hat nicht den geringsten Zweifel, daß die Frauen wiederkommen, wenn sie erst einmal zu Hause ganz in Ruhe für sich ausprobiert haben, wie hübsch sie diese Produkte machen. Estée sollte recht behalten.

Auch wenn sie es war, die diesen Trend startete, so könnte doch Avon mit Recht behaupten, daß ihr Gründer, David MacConnell, der eigentliche Erfinder war. MacConnell begann seine Karriere mit dem Verkauf von Bibeln, die sich mit einem Fläschchen Duft als Geschenk zu seiner Verwunderung so viel leichter an die Frau bringen ließen. Er beschloß daraufhin, die Bibeln wegzulassen und sich auf die Düfte zu beschränken. Sein erster Katalog erschien 1896.

Estées Klientel wächst, Mrs. Morris kann hochzufrieden mit ihr sein. Ein weiterer Salon offeriert ihr, ihre Präparate auch dort vorzuführen. Da sie nicht an zwei oder mehr Orten zugleich sein kann, gibt sie eine Anzeige auf. Zwanzig Frauen bewerben sich bei ihr als Verkäuferin. Sie bildet sie aus, die Ware auf ihre sehr eigene Art und Weise zu verkaufen, die Frauen zu bedienen. Täglich kommt sie zur Kontrolle, findet keine Zeit für eine Pause. Sie arbeitet ohne Unterbrechung von neun Uhr morgens bis sechs Uhr abends.

Einige Jahre lang verbringt Estée ein paar Wochen, scherzhaft von ihr »Arbeits-Urlaub« genannt, allein im Lido oder Grand Hotel auf Long Island, um dort am Pool Urlauberinnen über Hautpflege und Schönheit zu unterrichten. Der Zufall wollte es bei einem früheren Kurzurlaub, daß sich einige der Gäste für ihre

Produkte interessierten. Der Manager schlägt ihr vor, die Demonstrationen im nächsten Jahr zu wiederholen. Im Winter besucht sie diese Kundinnen privat, »mit einem Bridge-Spiel als Hintergund«, um die Freundinnen zu verschönern und noch mehr Cremes zu verkaufen. Joe, der sich notgedrungen zu einer Art frühem Hausmann entwickelt, bleibt mit Leonard zu Hause.

Ihre Erfolge sprechen sich herum, doch ihr Erfolg ist nicht der von Joe. »Ich bewegte mich ständig vorwärts. All das erforderte viele Aktivitäten, die ihn entweder nicht interessierten oder ihn sogar ausschlossen – teilweise wegen seiner stilleren Art ... Joe war solide und heiter. Ich war wie Quecksilber und getrieben«, erkennt Estée rückblickend. Sie erkennt aber auch, daß sie sich von angeblichen »Freundinnen« hat beeinflussen lassen, die ihr einreden, daß sie ohne Joe ein viel glamouröseres und freieres Leben würde führen können. »Ganz tief in meinem Herzen liebte ich ihn so sehr, aber ich war ungeduldig und kam schneller voran als er.« Joe witzelte einmal über ihre Beziehung in diesen Tagen: »Wir schließen Kompromisse. Ich gehe dahin, wo sie hingeht. Das machen wir immer so.«

Nach vielen, vielen »leidenschaftlichen« Gesprächen willigt Joe schweren Herzens in die von ihr wegen »seelischer Grausamkeit« eingereichte Scheidung ein. Die Trennung wird am 11. April 1939 in Miami Beach, Florida, rechtskräftig. In den nächsten vier Jahren soll Estée ständig zwischen dem mondänen Badeort, in dem das Leben so leicht scheint, und dem Geschäft in New York pendeln. Immer mit den Produkten ihres Onkels im Gepäck.

Doch die Ex-Eheleute sehen sich ständig, allein schon wegen Leonard, der seinen Vater anbetet.

Estée lernt in dieser Zeit viele Männer kennen, zwei davon näher. Nur einen nennt sie in ihrer Biographie: Charles Moskovitz, einen Manager bei Metro-Goldwyn-Mayer. Er zeigt ihr, der Hobby-Schauspielerin, eine Welt, die sie natürlich mit »Hollywood,

Stars und Glitzer« fasziniert. Außerdem »umwarb er mich auf eine schöne, altmodische Art.« Der andere, erfahren wir bei Lee Israel in *Beyond the Magic*, ist Arnold Lewis van Ameringen, sechzehn Jahre älter als Estée. Der verheiratete Mann holländischer Abstammung ist bereits zu seiner Zeit eine Legende. Durch eine Reihe von Fusionen wird er Präsident und Vorstandsvorsitzender der International Flavors & Fragrances, Inc. (I. F. F.), einem der größten Hersteller von Düften und Duftstoffen, nicht nur in Amerika, sondern weltweit. Er soll Estée ihren Riesenerfolg »Youth Dew« zum Geschenk gemacht haben, entwickelt von Ernest Shiftan bei I. F. F., der einmal »Mr. Nase, USA« genannt wurde. Sie hat bestimmt viel bei van Ameringen über Düfte, Zusammensetzungen, Ingredienzien gelernt. Sicher ist, daß seine Firma ihr Kredit gewährte, zu einer Zeit, als sie nicht genug Geld hatte, um Rohstoffe zu kaufen. Sie macht es später mehr als wett, wird sie doch einer der treuesten und wichtigsten Kunden von I. F. F.

Estée und van Ameringen trennen sich, sagen einige, weil er sich nicht von seiner Frau Hedwig scheiden lassen wollte. Estée besteht darauf, alle Bekanntschaften seien ausschließlich »romantischer« Natur gewesen. »Leidenschaftliche Affären waren zu dieser Zeit völlig undenkbar. Die sexuelle Freiheit war noch Lichtjahre entfernt.« Doch trotz aller Zerstreuungen ertappt sie sich dabei, wie sie immer häufiger an Joe denkt, seine ruhige, solide Art vermißt.

Die Jahre
1940–1950

Zeit des Aufbruchs

Helena Rubinstein
Neuanfang nach dem Krieg

Elizabeth Arden
Haute Couture bei Arden

Estée Lauder
Das Verkaufsgenie bei Saks

Zeit des Aufbruchs

In den Kriegsjahren versucht die Frau mit allen Mitteln, ihre Weiblichkeit zu erhalten, was allerdings nicht leicht ist. Die »Entwarnungs«-Frisur – glatt mit Innenrolle – wird zum Standard. Nach dem Krieg geht es an den Aufbau, den besonders die Frauen zu bewältigen haben, da zu viele Männer gefallen oder noch in Gefangenschaft sind. Sie krempeln die Ärmel hoch, verstecken die Haare zum Schutz vor Staub und Schmutz unter einer Art Turban und machen sich – Seite an Seite ohne Standesunterschiede – an die Arbeit. Tücher und Schals sind sehr gefragt, denn der Turban kann, entsprechend aufgepeppt, auch den Abendhut ersetzen. Sie schneidern Mäntel aus den Uniformen der Männer, Kleider aus Bettlaken, Röcke aus alten Wolldecken, und abends malen sie in Ermangelung von Seidenstrümpfen mit dem Brauenstift eine Naht auf die nackten Beine. Auch die Industrie versucht zu helfen. Elizabeth Arden zum Beispiel bringt ein spezielles haltbares Bein-Make-up auf den Markt, das Seidenstrümpfe vortäuschen soll, »Velva Leg Film«, das sich leicht auftragen ließ und schnell trocknete.

Doch bald schon kommen aus Amerika die ersten Nylonstrümpfe, billiger und haltbarer als Seidenstrümpfe, aber ebenso »unsichtbar«. Während Deutschland noch improvisiert, laufen in Frankreich die Modeschöpfer bereits wieder zur Hochform auf.

Christian Dior kreiert 1947 den »New Look« mit runden, beinahe abfallenden Schultern und langen, stoffreichen Röcken. Von der Jugend wird er sofort begeistert akzeptiert. Bei den Damen der Gesellschaft jedoch werden zwar die Röcke länger, die Schultern aber bleiben breit. Die Konfektion freut sich über den üppigen Stoffverbrauch, doch wollen die Modeschöpfer bereits 1949 die Röcke wieder gerafft sehen, den vertikalen Faltenwurf durchbrochen von Horizontalwellen und Schleifen. In der Freizeit-Mode sind Capri-Hosen und Plateau-Sohlen, in der Bademode trägerlose Badeanzüge der letzte Schrei.

Seit dem New Look ist der Kurzschopf, wie in den Zwanzigern, wieder angesagt. Weltweit wird die Mode des kleinen Kopfes propagiert.

Erfinder aller möglichen und unmöglichen Gerätschaften für den perfekten Frauenkörper treten auf den Plan. Das elektrische Depiliergerät soll fast schmerzlos von lästigen Härchen befreien, und das Massagegerät für die Beine mit eingebautem Radio soll entspannt ungeliebte Fettpölsterchen wegrollen. Allerdings sieht es eher aus wie eine Foltermaschine: Die Beine werden nach dem Prinzip der Heißmangel zwischen zwei Rollen gesteckt, die sich auf und ab bewegen.

Bereits 1948 finden die erste Miß-Wahl in Berlin und die erste Mode-Messe in Düsseldorf statt. Die erste Miß Germany allerdings wird die Berlinerin Susanne Erichsen 1950 in Baden-Baden. Im Jahr 1949 erscheint erstmals eine Serie über kosmetische Chirurgie in der vierzehntägigen Frauenzeitschrift *Constanze* (1948 im Ullstein-Verlag, Berlin, gegründet, geht 1954 in die *Brigitte* über): »Wer wollte als berufstätige Frau bestreiten, daß es heute nötig ist, nicht nur jung und frisch zu sein, sondern auch so auszusehen?«

Im selben Jahr fordert eine Leserin von *Constanze* in einem Leserbrief einen weiblichen Bundespräsidenten.

Einige Modeschöpfer machen es jetzt der großen Coco Chanel nach und kreieren eigene Düfte, denen sie der Einfachheit (oder Einfallslosigkeit?) halber auch gleich den eigenen Namen geben: Madame Rochas, Miss Balmain, Miss Dior. Nicht gerade verführerisch klingt das, eher bieder und schlicht – nach Ehefrau und Blaustrumpf.

Das Kurhaus in Westerland hat einen »Make up Room« eingerichtet, in dem Gesichtsbehandlungen angeboten werden, aber auch der Kauf von Parfums möglich ist. Für heiße Sommertage werden Massagen mit Kölnisch Wasser, Lavendel oder Orangenwasser zur Abkühlung empfohlen. Charles of the Ritz bringt bereits 1947 einen auf den Hautton abgestimmten Puder auf den Markt, der speziell aus verschiedenen Tönen zusammengemischt wird. Eine Idee, die vor nicht allzu langer Zeit von einer anderen Firma wieder aufgegriffen wurde.

Helena Rubinstein
Neuanfang nach dem Krieg

Erst als im Mai 1940 die deutschen Truppen auf Paris marschieren, ergattern Helena und Artchil die letzten Passagen auf der »Manhattan«. Alles müssen sie den Deutschen überlassen: den eleganten Salon in der Faubourg St. Honoré, die schmucke Penthouse-Wohnung am Quai de Béthune, die alte Mühle in Combs-le-Ville, das »Maison Blanche« in Grasse – und natürlich Helenas wertvolle Kunstsammlung. Nur ihren Schmuck kann sie auf die Gepäckstücke verteilen. Nach zwei Wochen kommen sie in New York an, wo die beiden Söhne sie in Uniform empfangen. Sie haben sich freiwillig gemeldet. Horace läßt seine Söhne, Toby und Barry, bei ihr in der Park Avenue wohnen, wo sie selbst die obersten drei Stockwerke eines vierzehnstöckigen Gebäudes mit rund dreißig Zimmern und acht Bädern bewohnt. Eigentlich war sie nur an der Wohnung interessiert, doch wurde ihr der Mietvertrag ohne Angabe von Gründen verwehrt. Sie findet heraus, daß der Besitzer keine jüdischen Mieter im Hause wünscht. Daraufhin kauft sie kurzerhand das ganze Gebäude. Ihre Gemäldesammlung befand sich ganz oben, darunter die Empfangsräume und unten die Schlafzimmer, alle erreichbar mit dem Lift oder über eine Wendeltreppe aus Marmor. Madames weitläufiges Gemach bildete, vor allem in ihren späteren Jahren, das Zentrum in diesem dreistöckigen Irrgarten, mit seinem illuminierten Bett aus Plexiglas, in dem sie am liebsten im Lotus-Sitz mit ihren Angestellten sprach, den Möbeln im gleichen durchsichtigen Material und seinem Bad mit den goldenen Wasserhähnen. Der Boden der riesigen Empfangshalle glänzte in schwarzweißem Marmor, dekoriert mit Unmengen von Topfpflanzen. Einige indonesische Möbelstücke verloren sich fast auf der spiegelnden Fläche. Das Wohnzimmer wurde dominiert von einem riesigen Kamin, verziert mit verspiegelten Paneelen und einigen afrikanischen Masken. Etwa zwanzig handgeschnitzte viktorianische Stühle waren wahllos auf einem quietschgrünen Teppich von Miró verteilt. Dazwischen chinesische Beistelltischchen mit Perlmutt-Einlagen, einen Meter hohe tiefblaue Vasen aus Opal, Skulpturen von den Oster-Inseln und goldene Lampen aus der Türkei. An jeder Wand hingen dicht an dicht Gemälde aller Art, darunter Werke von Matisse, Chagall, Picasso, Dalí, Gris. Madame legte weniger Wert auf Qualität als auf Quantität. 1942 entwirft Salvador Dalí die Wandmalereien für ihr Spielzimmer, in dem sie mit Vorliebe bei langen Bridge-Partien mit Freunden entspannt. Es sind drei riesige Bilder, die »in sehr gemäßigtem und elegantem Stil« den Morgen, den Mittag und die Nacht darstellen. Es versteht sich von selbst, daß auch die übrigen Wände der Wohnung mit Gemälden bekannter und weniger bekannter Künstler versehen sind. Dalí widmet Madame recht respektlos, und auch nicht immer ganz korrekt, ein Kapitel seiner Biographie *So wird man Dalí* und schreibt über diesen Auftrag: »Meine Fresken sollten unweit von sieben Renoirs, zwei Modiglianis und einem Lautrec angebracht werden, die die Bilderwand ihres Salons schmückten … Während ich mit den Füßen einen Teppich von Miró trat, betrachtete ich um mich her die Bilder von Braque, Chagall, Derain, Juan Gris, Matisse, Picasso und Raoult, und ich sagte mir, daß sie – von meinen abgeschen – nur unbedeutendere Werke von den Künstlern ihrer Zeit besaß.«

»Es waren furchtbare, endlose Kriegsjahre«, erinnert sich Helena. Bald schon erfährt sie, daß ihr Londoner Salon zerbombt wurde, zum Glück aber niemand zu Schaden gekommen ist. Ihre Schwester Ceska kommt wenig später nach New York. Ihre Schwester Regina in Krakau aber wird von den Nazis umgebracht. Ihr Neffe Oscar Kolin, der im Unternehmen mitarbeitet, kann sich wunderbarerweise aus deutscher Gefangenschaft befreien und schließt sich der französischen Untergrundbewegung an.

Auch wenn die Sorgen um Familie und Freunde in Europa sie bedrängen, so bleibt sie doch nicht untätig. Arbeit war für sie schon immer das beste Mittel, sich abzulenken. Nach Beginn des Zweiten Weltkrieges richtet Madame ihr Augenmerk auf Südamerika. 1940 eröffnet sie einen Salon in Rio de Janeiro und drei Jahre später einen in Buenos Aires. Zu dieser Zeit besteht ihr Programm aus etwa 160 Produkten. Um die kriegsbedingte Knappheit an Alkohol zu umgehen, perfektioniert sie Formeln für festes Cologne und Creme-Parfum, für deren Herstellung kein Alkohol benötigt wird. Ebenso wie Arden führt sie einen »kosmetischen Strumpf« im Angebot.

1942 ist auch das Jahr ihres bis dahin größten und erfolgreichsten Publicity-Coups. Sie macht ihren Duft »Heaven Scent« mit Tausenden von blauen Luftballons bekannt, die sie über der Fifth Avenue fliegen läßt. An jedem hängt ein Musterfläschchen und eine Visitenkarte mit der Aufschrift: »Ein Geschenk des Himmels«, eine Werbe-Idee, die Madame eine Million Dollar einbringt.

Rubinstein findet es an der Zeit, auch die andere Hälfte der Menschheit zu verschönern – die Männer. »Sie könnten viel schöner sein«, soll sie dazu bemerkt haben. Sie erhofft sich davon auch verstärkt Publicity für ihre anderen Produkte. Der adlige Name ihres Mannes muß für das neue Unternehmen herhalten, obwohl er nie viel damit zu tun haben wird. Um die Ecke von ihrem New Yorker Salon, in der Nähe des Hotels St. Regis, kaufen sie ein kleines Stadthaus und verwandeln es in »The House of Gourielli«. Eröffnet wird es 1942 mit zwei neuen, sehr teuren Linien, je eine für Männer und Frauen.

Ihr jüngster Sohn, Horace, inzwischen über dreißig Jahre alt, betreut in der eigens dafür gegründeten Werbeagentur die Kampagnen für seine Mutter. Der scheue, zurückgezogene Horace wäre jedoch viel lieber Künstler. Das zwiespältige Verhältnis zwischen Mutter und Sohn soll ein Leben lang anhalten, beide immer wieder von herrlichen Hochs in schlimme Tiefs befördern. Sein älterer Bruder Roy dagegen hat gern Menschen um sich und liebt das Geschäftsleben. Roy ist verheiratet und hat eine kleine Tochter, benannt nach seiner Mutter.

Nachdem Japan im August 1945 kapituliert hatte, buchte Helena Rubinstein eine Schiffspassage nach Paris. Sie muß sich eine Kabine mit drei Frauen teilen, aber Artchil verspricht, sobald wie möglich nachzukommen.

Das Wiedersehen mit Paris bricht ihr fast das Herz. Nach Mitarbeiterinnen und Freunden läßt sie durch die Polizei Nachforschungen anstellen, doch viele bleiben für immer verschwunden. Die Wohnung am Quai de Béthune ist durch die Deutschen, die dort hausten, fürchterlich zugerichtet. »Kostbare Skulpturen hatten offensichtlich für Schießübungen herhalten müssen ... Ein Teil der Möbel war verschwunden, andere Stücke wiesen schwere Schäden auf. Am tiefsten empörte mich, daß die Nazis viele meiner Möbel unmittelbar vor dem Rückzug aus den Fenstern geworfen hatten; eine solche Zerstörungswut erwachsener Menschen war kaum zu begreifen ...«, schreibt sie fassungslos. Noch schlimmer sieht es in der alten Mühle aus, von der nur noch die Grundmauern stehen. »Die gesamte Einrichtung war verschwunden, und alle Badewannen, Waschbecken und Toilettenschüsseln hatten die Eindringlinge zertrümmert.« Beide Häuser richtet sie nach und nach wieder her. Zum Glück ist das Apartment einigermaßen bewohnbar.

Ein paar Jahre später, erinnert sich ihr Privatsekretär Patrick O'Higgins, ist der Dichter André Malraux ihr Gast, steht begeistert auf dem fast fußballfeldgroßen Dachgarten mit seinem grandiosen Panorama von Paris. Helena weist ihn auf die Einschußlöcher in einer der Statuen hin. »Während des Krieges interessierte sich auch Göring für die Wohnung. Doch er fand ein Haus der Rothschilds mehr nach seinem Geschmack. Also gab er dieses einem seiner Generäle, der sich dann hier austobte.« »Und was dachten Sie über die Deutschen, als sie zurückkamen?« fragte Malraux. »Soldaten sind Soldaten ... Deutsche, Russen, Amerikaner ... sogar Franzosen. Sie sind alle zerstörerisch.« »Haben Sie Ihre Geschäfte in Deutschland wieder aufgenommen?« »Natürlich! Warum nicht? Geschäft ist Geschäft. Und deutsches Geld ist gutes Geld.«

Erst viele Monate später kann sie den Betrieb im Pariser Salon wieder aufnehmen. Er war von den Deutschen weitergeführt, dann aber mangels Ware geschlossen und versiegelt worden. Sie muß sich durch Berge von Papieren arbeiten, bis sie sich als rechtmäßige Besitzerin ausweisen kann. Eine Schutzmaßnahme der Nachkriegsregierung, um zu verhindern, daß jüdisches Eigentum in fremde Hände gelangt. Umfangreiche Renovierungsarbeiten stehen bevor und gleichzeitig die Suche nach Grundsubstanzen und Zutaten für ihre Produkte. Horace kommt ihr zur Hilfe, Artchil aber braucht zu ihrem Leidwesen noch eine Weile. »Als ich ihn wiedersah, wurde mir bewußter denn je, wie sehr ich seinen Gleichmut, seine beruhigende Gegenwart und seine lächelnde, sanfte Art nötig hatte.«

Ihre nächste Sorge gilt London. 1947 residiert Madame provisorisch in 48 Berkeley Square, wo sie neben den üblichen Behand-

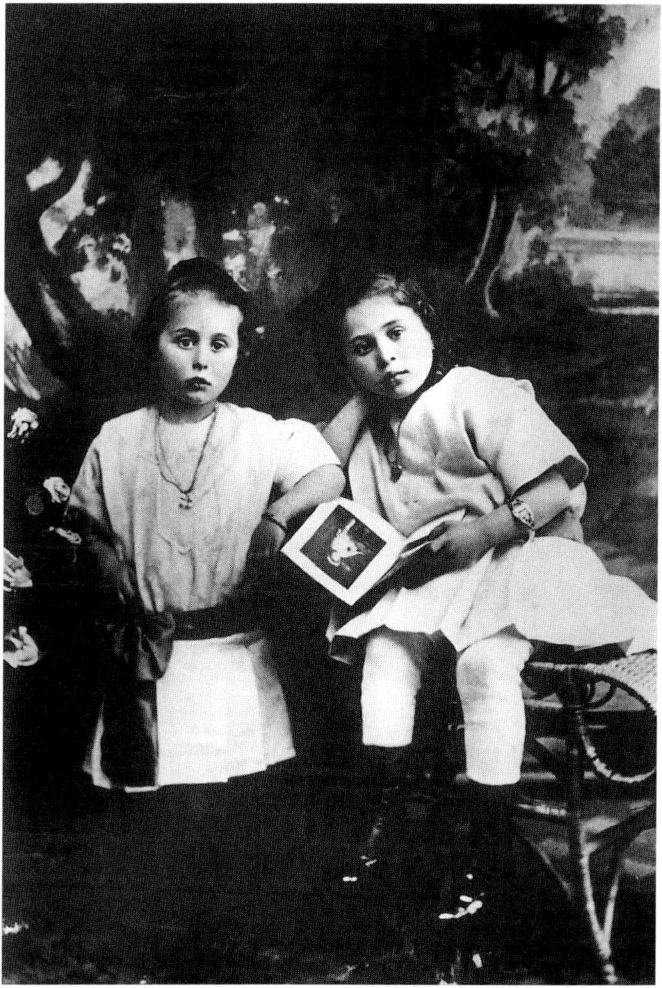

Corona, Queens, mit ihrer Schwester Renee, ca. 1918

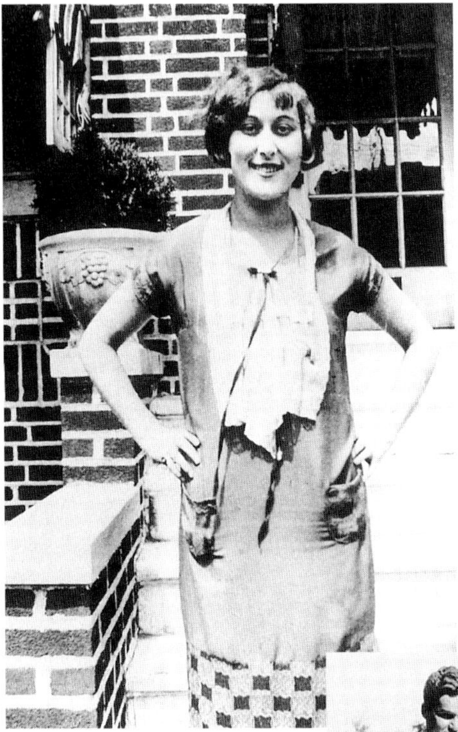

Corona, Queens, ca. 1928

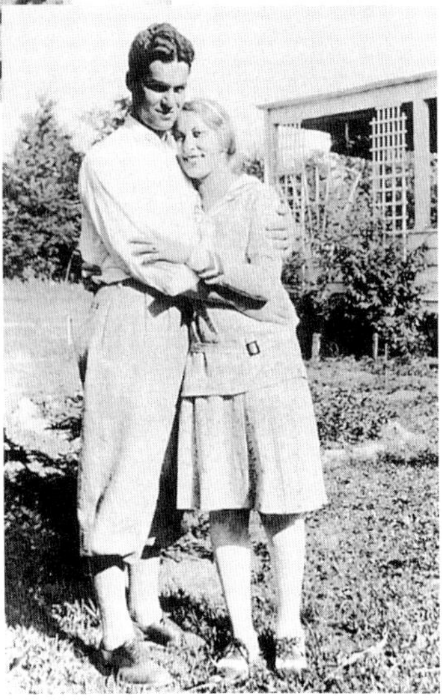

Mit Joe Lauter.
Das Verlobungsbild.
Rock Hill Lodge Country Club,
Mohegan Lake

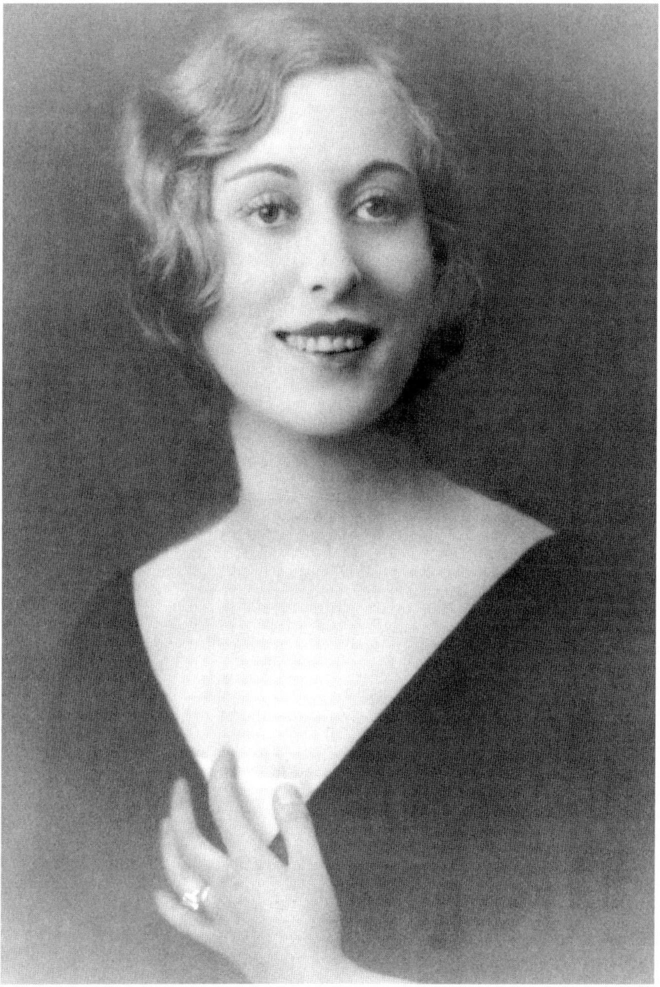

Miss Lauder als Modell für den Frisurensalon
»House of the Ash Blondes«, New York

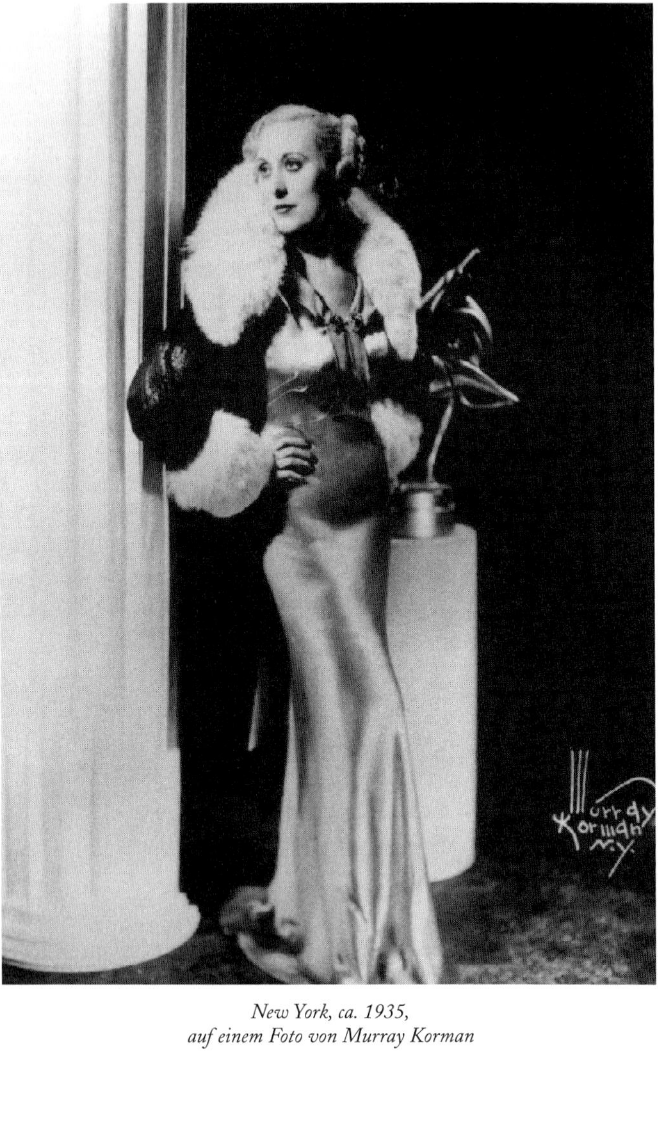

New York, ca. 1935,
auf einem Foto von Murray Korman

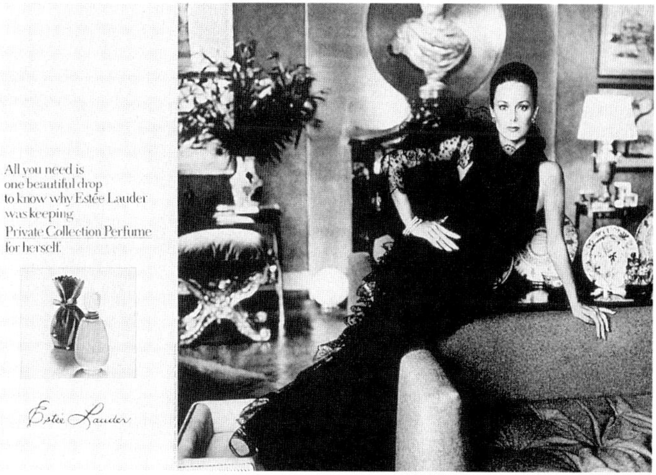

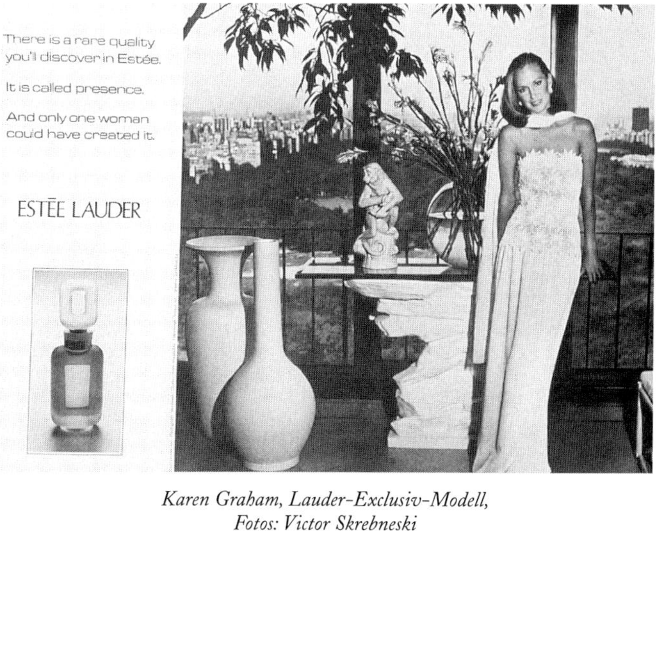

Karen Graham, Lauder-Exclusiv-Modell,
Fotos: Victor Skrebneski

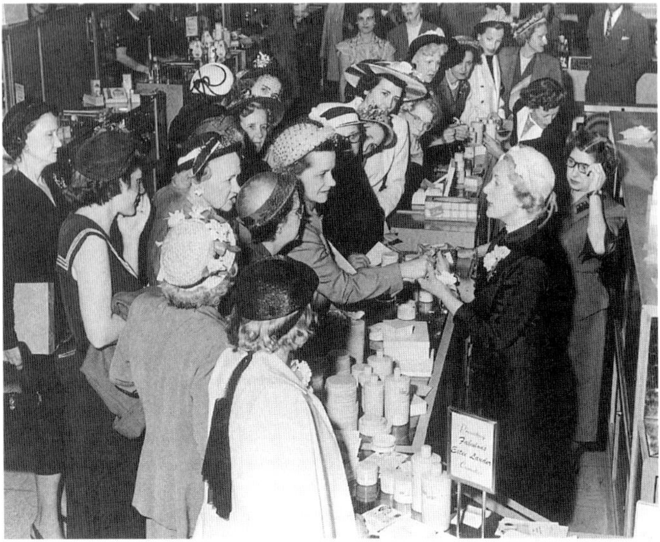

Promotiontour im New Yorker Nobel-Kaufhaus Saks Fifth Avenue

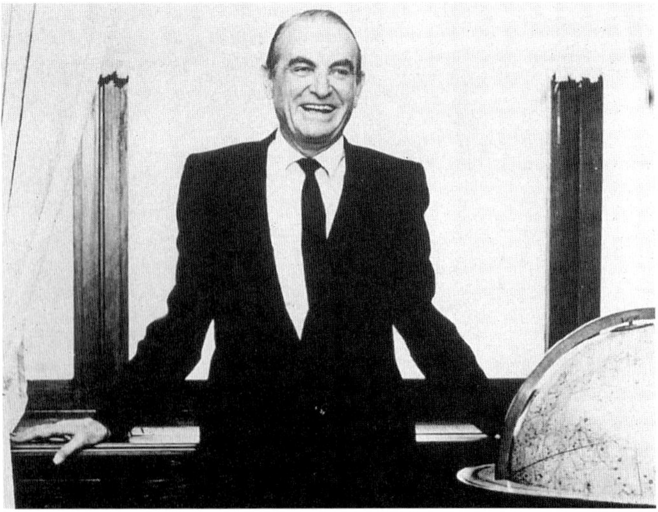

Charles Revson, »Revlon«
(erscheint mit freundlicher Genehmigung der Firma Marbert)

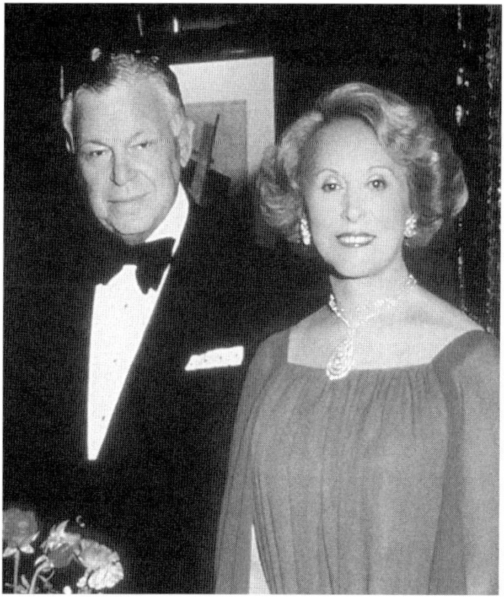

Mit Ehemann Joe Lauder

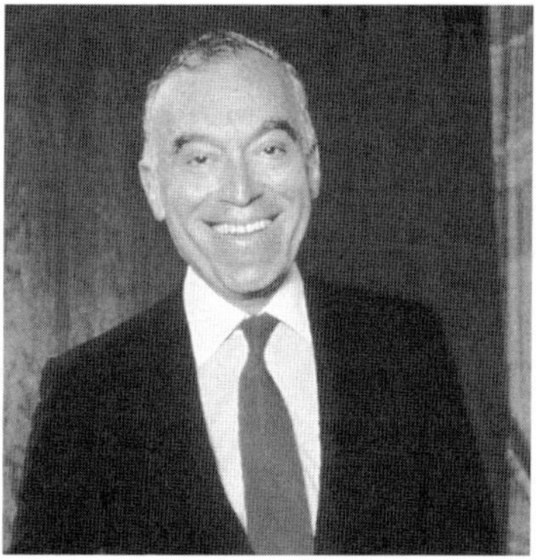

Sohn Leonard Lauder

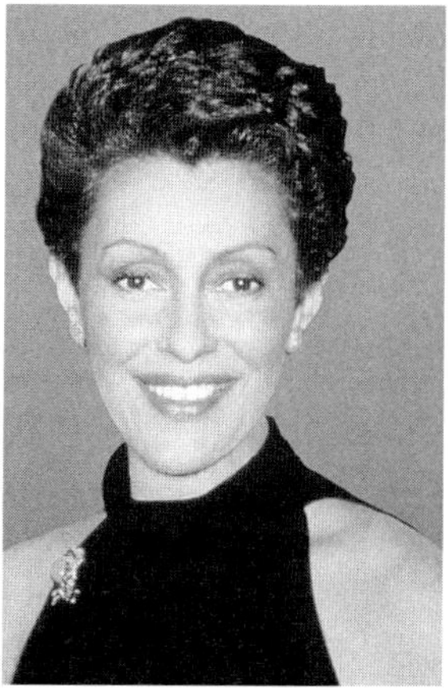

Schwiegertochter Evelyn Lauder

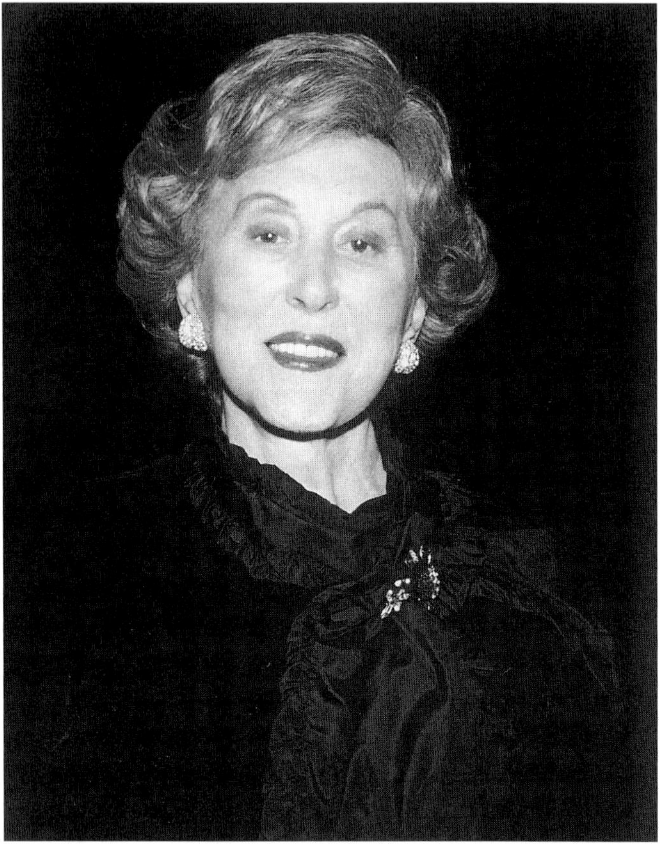

Um 1970

lungen und Massagen auch Oxylations- und Electro-Tonic-Behandlungen anbietet. Die dortigen Räumlichkeiten aber genügen nicht ihren Ansprüchen. »Durch einen unglaublichen Glücksfall« findet sie wieder ein »reizendes Haus aus dem 18. Jahrhundert« in der Grafton Street, in der vorher auch ihr jetzt ausgebombter Salon beheimatet war. Ihr nächster Nachbar, in der Nr. 14, wird der große französische Parfumeur Guerlain.

Ihr Duft »Green Velvet« kommt auf den Markt, außerdem das von ihr entwickelte »Silk Face«-Puder, das aus Seidenfäden hergestellt wird, besonders gut haftet und den Teint wunderbar mattiert. Eine weitere Neuheit: ein Lippenstift, abgestimmt diesmal nicht auf die Kleider-, sondern auf die Haarfarbe. Zu haben im Vierer-Set oder einzeln. Max Factor kommt zur gleichen Zeit mit derselben Idee, nur im Dreier-Set. Wer da wen kopiert hat, bleibt offen.

Elizabeth Arden
Haute Couture bei Arden

Frankreich fällt im Juni 1940. Elizabeths ganze Sorge gilt Gladys. Sie hatte ihre Schwester schon vor einiger Zeit beschworen, Paris zu verlassen, doch Gladys war nicht zu bewegen. Sie will in ihrem geliebten Paris und bei ihrem Mann Henri de Maublanc bleiben. Ihm überschrieb sie die ihr gehörende Firma in Frankreich, da er gute Kontakte zur Vichy-Regierung, der von der deutschen Besatzungsmacht eingesetzten französischen Regierung, unterhält. Allerdings hatte sie erst nach heftiger Gegenwehr von Elizabeth, die Henri weder mag noch ihm traut, die Einwilligung zur Überschreibung erhalten. Henri kann die Firma, klug manövrierend, durch die bewegten Jahre retten.

Gladys allerdings, die die kollaborative Einstellung ihres Mannes nicht teilte, wird 1940 im norddeutschen Konzentrationslager Ravensbrück interniert. Sie war Mitglied einer Gruppe, die abgeschossenen alliierten Piloten zur Flucht verhalf. Elizabeth ist fassungslos und beschwört den Vicomte, Gladys zu retten. Während er alles ihm Mögliche unternimmt, rettet sie sich in die Arbeit.

Elizabeth bietet Frauen während der Kriegszeit einen Arden-Karriere-Kurs an, der sie auf ihre neue Rolle in der durch den

Krieg verursachten »männerlosen« Zeit vorbereiten soll. Für vierzig Dollar ist die Kundin berechtigt, zwei Abende in der Woche an zehn Zwei-Stunden-Sitzungen teilzunehmen. Die Frauen erfahren einiges über Kleider- und Berufswahl, dazu kommen die Arden-üblichen Kurse über Ernährung, Haut-, Haar- und Handpflege und Make-up.

In den deutschen Frauenmagazinen *Die Mode* und *Elegante Welt* Anfang der vierziger Jahre sind nur deutsche Unternehmen mit einer Anzeige vertreten. Mit einer Ausnahme: der Salon von Elizabeth Arden. Sie kann offensichtlich Geschäft und Privatleben sehr gut trennen. Der immer gleichbleibende Text der zumeist recht kleinen Annonce lautet: »Ein zeitloses Aussehen – der Wunsch jeder Frau! Hierzu verhilft die Elizabeth Arden-Hautpflege«. Im Jahr 1943 endet der Eintrag ihres Salons im Berliner Adreßbuch. Es ist die letzte Ausgabe vor Kriegsende.

In London entwickelt sich zu dieser Zeit die Bond Street zur Kosmetik-Meile. Arden bekommt starke Konkurrenz von der verhaßten Konkurrentin Dorothy Gray in der Nr. 32 und von Yardley, ein Haus weiter in der Nr. 33. Außerdem vertreten sind Coty und Innoxa, zwei französische Firmen.

Elizabeth kümmert sich um alles und jedes, in der Kosmetikbranche ebenso wie bei den Pferden. Den Pferden gilt immer mehr ihre besondere Aufmerksamkeit. Sie wird zu einer wichtigen Figur beim Kauf, bei der Züchtung und bei den Rennen.

Eine heftige Romanze mit dem verheirateten – und dazu noch katholischen – Tom White, einem mächtigen Manager im Hearst-Zeitungsimperium, beendet sie, als sie sich emotional bedroht fühlt. Es wird ihr alles zu eng. Über Religion soll sie einmal geäußert haben: »Jüdisch und katholisch ist nicht schick, episkopal (ihre Kirche) ist schick.«

Am 30. Dezember 1942 heiratet sie den eingebürgerten Exilrussen Prinz Michael Evlanoff. Er entspricht genau ihrer Wunschvorstellung eines idealen Beaus: ein aufmerksamer, amüsanter Begleiter, der sich hervorragend auf jedem Parkett zu bewegen weiß. Der sie in die besten Restaurants ausführt, mit ihr flirtet und nie um etwas bittet: weder beruflich, noch finanziell, noch emotional, noch sexuell. Einige sagen, der Prinz habe sie nur über die Enttäuschung mit White hinwegtrösten sollen, andere, er sei einfach eine wegen des kriegsbedingten Männermangels angenehme Begleiterscheinung gewesen.

Sie ist immerhin schon vierundsechzig Jahre alt und sollte sich selbst, wenn schon nicht die Männer, besser kennen. Evlanoff ist siebzehn Jahre jünger und angeblich finanziell unabhängig, zur Freude von Elizabeth. Doch schon bald häufen sich die Rechnungen, sogar für die Blumen, die er ihr schenkt. Später kommt heraus, daß seine Geschichte wohl erfunden war: Evlanoff soll eine monatliche Zahlung aus einem privaten Treuhandvermögen von Dr. Nobel in Schweden erhalten haben, aus Dankbarkeit für seine Hilfe bei der Flucht aus Rußland. Evlanoff war für kurze Zeit Nobels Sekretär.

Egal – Elizabeth will unbedingt mit ihrer Konkurrentin Helena Rubinstein gleichziehen, ihr kommt dieser Mann mit Titel gerade recht. Die Hochzeitsreise geht nach Nassau und nach Phoenix, Arizona. Während beider Abwesenheit soll ihre Bibliothek in ein Schlafzimmer für ihn umgebaut werden. Warum sollte man schließlich gemeinsam schlafen? Doch auf der Hochzeitsreise muß einiges vorgefallen sein. Elizabeth schickt Lanie ein Telegramm mit der Order, die Arbeiten zu stoppen. Unterschrift: Miss Arden.

Die Ehe hält denn auch nur knapp dreizehn Monate, sie werden bereits im Februar 1944 wieder geschieden. Seelische Grausamkeit ist auch diesmal der Grund. Nach der Scheidung taucht Tom White wieder in ihrem Leben auf. Sie ist froh darüber, doch die alten Zeiten mit ihm sind endgültig vorüber. Als Begleiter kommt er ihr jedoch sehr gelegen.

Der Zusammenbruch Frankreichs, und damit der Pariser Modehäuser, läßt Elizabeth Arden 1943 einen erneuten Anlauf mit der Couture wagen. Sie kann ihren alten Freund Charles James dafür gewinnen. Er schafft es mit Mühe, eine – seine einzige und für viele auch heute noch die beste – Kollektion für sie zu entwerfen, bevor er das Handtuch wegen ihrer unerträglichen Launen wirft. Die beiden söhnen sich zwar später aus, sie wird sogar Patentante seines Sohnes, doch arbeiten wollte er nie wieder für sie.

Am 29. August 1944, nur vier Tage nach der Befreiung von Paris, öffnet der Arden-Salon wieder seine Türen für die französischen Frauen. Ganz Amerika erfährt durch einen Bericht von International News Service davon. Elizabeth hängt sich sofort ans Telefon, um von Henri das Neueste über das Schicksal ihrer Schwester zu erfahren. Er hat es trotz seiner Beziehungen nicht geschafft, sie zu befreien, konnte aber immerhin ihre Verlegung ins weniger harte Lager Vittel erreichen. Im September ist es endlich soweit. Die Alliierten nehmen Vittel ein, Gladys ist frei. Wieder kann Elizabeth telefonisch durchkommen. Ihre Schwester hört sich nicht gut an. Unter Tränen berichtet sie, daß sie ihr geliebtes Haus auf dem Land verkaufen muß. »Warum?« fragt Elizabeth entsetzt. »Weil die Bauern dort Henri hängen würden, wenn sie ihn sehen«, kommt die Antwort. »Aber sag nichts gegen ihn, ohne ihn würde ich nicht mehr leben.«

Anfang 1945 hat sich die 65jährige Gladys soweit erholt, daß ihr wieder eine neue Aufgabe anvertraut werden kann. Elizabeth will als erste nach dem Krieg französische Haute Couture in New York präsentieren. Gladys soll dafür einen jungen, talentierten Designer finden und gleich nach Kriegsende über den Ozean schicken. Antonio Castillo ist zwar kein Franzose, er stammt aus Madrid, aber er hat schon für die besten Häuser, auch Chanel, gearbeitet. Er entwirft insgesamt neun Kollektionen für sie, Kleider nach Maß und von der Stange. Bereits die erste Kollektion wird ein Riesenerfolg für beide, für ihn und seine Arbeitgeberin, die auch einen Großteil des Lobes einheimsen darf. Über Nacht avanciert Castillo zum Liebling der Modepresse.

In der Zwischenzeit kauft Elizabeth, ohne Aufsehen und Publicity, sieben Jährlinge für 321 700 Dollar. Ihre Berater sind sicher, daß nach Kriegsende die Preise für Vollblüter rasant ansteigen werden.

1945 halten ihre Zweijährigen das Monopol bei Rennen in ihrer Klasse und bringen insgesamt 589 000 Dollar Siegprämie in die Kasse. Zwei von ihnen werden als beste Zweijährige des Jahres geehrt. Maine Chance ist der Stall mit der höchsten Gewinnsumme in den USA. Im Januar 1946 wählt sie die American Women's Association zur »Frau des Monats«. Am 6. Mai 1946 widmet *Time* ihr eine Titelgeschichte – inklusive Titelfoto! Allerdings geht es darin nicht um Schönheit, sondern ausschließlich um ihre Rennpferde. »Ungefähr zwei Mal in der Woche«, schreibt *Time*, »taucht sie am Oval auf, um sicherzugehen, daß ihre Lieblinge nicht zu viel oder zu wenig frische Luft bekommen. Sie macht sich Sorgen, daß sie von Fliegen gebissen werden, bestellt Gitter … Als War Date's geschwollenes Knie nicht besser wird, massiert sie es mit Händen, die schon Falten aus so manchem Gesicht einer Frau wegmassiert hatten …«

Dieselben Pferde dominieren auch als Dreijährige. 1946 meldet Miss Arden das erste Mal fürs Kentucky Derby, mit drei Pferden. Doch keines von ihnen gewinnt. Am Wochenende zuvor erliegen dreiundzwanzig ihrer Maine Chance-Vollblüter einem Feuer am Arlington Race Track in Chicago. Nur sechs Pferde können gerettet werden. Es sollte sich als eines der teuersten Feuer in der Geschichte des Pferderennsports erweisen. Die Ursache wurde nie geklärt.

Eines der geretteten Pferde, Jet Pilot, startet im Zweijährigen-Rennen, dem ersten Rennen des Tages, und gewinnt mit neun

Längen Vorsprung. Ein Jahr später gewinnt es für Elizabeth die Krone des Rennsports – das Kentucky Derby. Wenn ihr Vater das noch hätte erleben können! Er wäre sicher sehr stolz auf seine Tochter gewesen, die das verwirklichte, was ihm verwehrt geblieben war. Seitdem hat sie nicht mehr fürs Derby gemeldet, ihre Pferde garantieren ihr jedoch weiterhin ein gutes Einkommen. Jet Pilot wird erfolgreich zur Zucht aufgebaut. Einer seiner Söhne, der sechsjährige Jet Action, bringt ihr insgesamt die unglaubliche Summe von 308 225 Dollar ein. 1957 umfaßt ihr Stall bereits etwa 150 Rennpferde. Ihre Renn-Farben sind Pink, Weiß und Blau. In diesen Farben sind auch die Ställe gehalten, in denen Hängepflanzen und sanfte Musik eine fast heimelige Atmosphäre für ihre »Lieblinge« verbreiten. Das allein ist schon schwer genug für die hartgesottenen Stallburschen und Jockeys. Noch schlimmer wird es allerdings, als ihnen die Chefin befiehlt, die Beine der Vollblüter vor und nach dem Rennen zu massieren – dazu noch mit der »Eight-Hour-Cream«. Die verschwindet zu Elizabeths Verwunderung immer wieder, bis sie entdeckt, daß die Männer die teure und herrlich duftende Creme ihren Frauen mit nach Hause nehmen. Sie ersetzt sie durch eine unparfümierte Version. Die Massage aber bleibt und wird zum Rennsport-Allgemeingut.

1947 eröffnet sie ihre zweite Maine Chance-Farm bei Phoenix im Wüstenstaat Arizona, eine »Winter«-Farm, wo die Kundinnen noch die wärmenden Strahlen der Sonne genießen können, wenn Maine schon unter einer dicken Schneedecke liegt und bei eisigen Minusgraden bibbert. Auch die neue Farm, von vornherein teuer gebaut und opulent ausgestattet, wird ein großer Erfolg. Die großzügigen Gartenanlagen, in denen Arden auch gerne selbst Hand anlegt, werden wieder in den patriotischen Farben Rot, Weiß und Blau gehalten, ebenso wie in ihrer Lieblingsfarbe Rosa. Jede der zwei Farmen bleibt pro Saison vier Monate geöffnet, mit einem Monat Ferien dazwischen. So kann problemlos dasselbe Personal beschäftigt werden. Am Anfang schafft Elizabeth auch noch das Porzellan und die Wäsche hin und her, bis man ihr klarmachen kann, daß ein zweiter Satz von allem ihr eine Menge Ärger und Kosten ersparen würde. Elizabeth ist stolz auf die beiden Farmen, ihre eigene phantastische Erfindung. »Die Frauen sehen bei der Abfahrt deutlich besser aus als bei der Ankunft.«

Viele Frauenblätter, so auch die amerikanische Ausgabe von *Harper's Bazaar*, berichten über die Farm. 1947 erscheint das ganzseitige Foto einer gewissen Mrs. Constance Woodworth. Die Society-Lady, abgelichtet in großer Robe, ist Kosmetik-Redaktionsassistentin bei dem Blatt und im Direktorium der Wohltätigkeitsorganisation für Blinde, »Lighthouse of The Blind«. Fünfundzwanzig Jahre später wird sie ein Buch über Miss Arden schreiben.

Nachdem Elizabeth die Männer weitgehend aus ihrer nächsten Umgebung verbannt hat, wird ihre Nichte Pat Young, die Tochter ihres Bruders William, zu ihrer ständigen Begleiterin. Pat hat zwei Ehen hinter sich und einen kleinen Sohn. Die Tante nimmt sich ihrer in einem Moment ihres Lebens an, als sie am unglücklichsten ist, etwas die Richtung verloren zu haben scheint. Sie zieht zu Elizabeth, wird ihre engste Vertraute und vereint viele Funktionen in ihrer Person: Reisebegleiterin auf den gerade in den letzten Jahren furiosen Auslandsbesuchen, Blitzableiter für die oftmals heftigen Wutausbrüche, Aufpasserin, besonders über die Gesundheit, und Trösterin in den einsamen und kummervollen Stunden. Ein wenig ersetzte sie Arden wohl auch das nie bewußt gewollte, eigene Kind. Bei Pat konnte Elizabeth ihre Muttergefühle ausleben, die sie in Ausnahmefällen auch einigen ihrer Mitarbeiter gegenüber an den Tag legte. Pat Young erlitt alles scheinbar klaglos. Wer treu zu Elizabeth stand, der brauchte sich um nichts mehr zu kümmern. Der erfuhr auch ihre, allerdings selten zum Vorschein kommende, große Liebenswürdigkeit.

Estée Lauder
Das Verkaufsgenie bei Saks

Fast vier Jahre gehen nach der Trennung des Ehepaares Lauder vorüber. Eines Tages bekommt Sohn Leonard hohes Fieber, es sieht ganz nach Mumps aus. Joe eilt sofort herbei, um am Bett seines Sohnes zu sitzen und ihm vorzulesen. Leonard erholt sich bis zum Abend auf wunderbare Weise, strahlt übers ganze Gesicht, daß beide Elternteile um ihn versammelt und besorgt sind. Joe bleibt diese Nacht und auch die beiden nächsten. Sie schlafen in einem Zimmer. Schließlich bittet Joe Estée zum Gespräch. So hat sie es in Erinnerung: »Estée, was tun wir uns an? fragte er. Wir sollten zusammen sein. Ich überlegte lange. Was *tue* ich mir an? Ich habe einen Mann, der mich liebt und den ich in allen wichtigen Dingen liebe. Wir haben ein Kind. Wir vertrauen einander. Ich kann nicht ohne diesen Mann an meiner Seite weitermachen. Ich weiß, ich habe einen großen Fehler gemacht, sagte ich zu ihm, vergib mir. Wir küßten uns.«

Am 7. Dezember 1942 heiraten Joe und Estée ein zweites Mal. Diesmal aber will Estée es besser machen. Sie beschließt, in erster Linie Mrs. Joseph Lauder zu sein. Joe gibt sein Geschäft auf, um mit seiner Frau zusammenzuarbeiten. Er soll den Bereich Finanzen und die praktischen Seiten des kleinen Unternehmens übernehmen. Estée konzentriert sich ganz auf den Verkauf.

Ein Jahr später festigen die beiden ihren neuen Bund mit einem zweiten Kind, »unserem brillanten und sensiblen« Sohn Ronald. Estée eröffnet ihr erstes Büro in der 39 East Sixtieth Street.

Doch die nächsten beiden Jahre sind hart. Der schnelle Erfolg, so erfährt sie am eigenen Leib, kennt keine magische Formel, bleibt ein Mythos. »Ich weinte mehr, als ich aß. Es gab ständig Arbeit, ständige Aufmerksamkeit auf jedes Detail, verlorene Stunden Schlaf, Sorgen und Kummer.« Kein Tag vergeht, an dem die Familie und Freunde nicht versuchen, sie von ihrem Weg abzubringen. Ihr nahelegen, zu Hause zu bleiben und sich um ihre Familie zu kümmern. Doch sie ist ehrgeizig, sie hat ein Ziel, das sie keinen Moment lang aus den Augen verliert. Etwas Glück gehört natürlich auch dazu.

Sie kümmert sich weiterhin um ihre Kundinnen in den Salons von Florence Morris und Albert and Carter. Doch sie will unbedingt ins Nobel-Kaufhaus Saks Fifth Avenue. Der Einkäufer dort, Robert Fiske, sieht allerdings keinen Grund, ihre Marke aufzunehmen. Produkte anderer Firmen verkaufen sich gut, nach Lauder-Präparaten besteht noch nicht genügend Nachfrage. Doch Estée kann zwei Frauen, die eine Einkäuferin bei Saks, die andere Tochter eines Saks-Managers, mit ihrem Creme Pack bei ihren Hautproblemen helfen. So etwas spricht sich natürlich herum. Estée läßt nicht locker, fragt immer wieder nach, und langsam zeigt auch die Mund-Propaganda ihrer treuen Kundinnen Wirkung. Die Anzahl der Anfragen bei Saks und Estées Hartnäckigkeit, die an die Grenze des Unerträglichen geht, lassen Fiske schließlich weich werden. Er gesteht Estée 800 Dollar an Ware zu. »Hallelujah! Wir waren groß im Geschäft!« Es ist das Jahr 1946. Die Zeit der Depression wird den großen Durchbruch für Estée Lauder bringen. Sie schließt ihre anderen Stände, um sich ganz auf Saks zu konzentrieren. »Sie waren die ersten, die allerersten, die mich aufnahmen, das werde ich ihnen nie vergessen. Seitdem nimmt dieses Geschäft einen besonderen Platz in meinem Herzen ein: diese erste, kolossale Barriere zu brechen, war vielleicht der aufregendste Moment, den ich je erlebt habe.«

Mehr Platz wird gebraucht, um die Bestellung für Saks produzieren zu können. Die erste »Fabrik« befindet sich in einem ehemaligen Restaurant am Central Park West. Sechs Monate Miete müssen im Voraus bezahlt werden, eine Menge Geld. Doch Estée weiß, daß sich der Einsatz lohnen wird. Auf den Gaskochern der Küche werden die neuen Tiegel mit kochendem Wasser sterilisiert, die Cremes angerührt, eingefüllt und verpackt. »Wir machten alles selbst. Ich habe immer noch einen Gaskocher als Erinnerung an unsere Anfänge.« Die neuen Tiegel müssen sein, weil Estée die alten zu medizinisch findet. Außerdem ist da noch die Geschichte mit den aufgeklebten Etiketten …

Eine Kundin kauft für eine längere Reise ein paar ihrer großen Tiegel. Estée bittet sie, sie bis zur Abreise in den Kühlschrank zu stellen, weil damals keine Konservierungsstoffe benutzt werden, alles ist reine Natur. Am Abend gibt Mrs. Nevins eine Abschieds-Party, mit Salat und Dressing, von einer Hilfe in der Küche angerichtet. Später stehen dort die leeren Tiegel der »Super-Rich All Purpose Creme«. Die Etiketten hatten sich gelöst, die Hilfe hat die Creme für die Mayonnaise gehalten. Voller Panik ruft Mrs. Nevins mitten in der Nacht bei Estée an, ob ihre Freunde jetzt sterben müssen? Estée kann sie beruhigen. Die Gäste melden sich zum Glück alle am nächsten Tag, um das vorzügliche Essen zu loben.

Die Farbe, die sie für die neuen Behältnisse wählt, ist ein dunkles Blau, das, wie das Rosa von Arden, zu ihrem Erkennungszeichen wird.

Sie hat nur vier Pflegeprodukte zu bieten: die All Purpose Creme, das Creme Pack, ein Reinigungsöl und eine Skin Lotion, dazu ein paar eigens entwickelte Make-up-Produkte. Das »Geschenk zum Einkauf« ist eine kleine Probe eines Gesichtspuders auf Cremebasis. Diese Geschenke sind reine Notwehr, denn sie verfügt nicht über die Mittel, große Anzeigenkampagnen zu schalten.

Ein weiteres von ihr erfundenes Instrument, um Kunden anzulocken, ist eine kleine Postkarte. Sie wird an alle potentiellen Kundinnen versendet, mit dem Hinweis, daß es bei Vorlage der Karte ein kleines Geschenk gibt. Der Rücklauf auf diese Kampagne ist gewaltig. Bei Saks hat sie außerdem die Unterstützung des Direct-Mail-Managers, der wohl auch etwas verliebt in Estée war. Wirtz erinnert sich: »Sie war eine großartig aussehende Frau … Ich mochte sie einfach als Persönlichkeit. Und man kann kaum glauben, wie weiblich sie dabei blieb. Sie konnte mit dem dominierenden männlichen Gehabe umgehen, mit dem sie tagtäglich konfrontiert war. Sie hatte einfach ein Gespür dafür, wie sie die Leute dazu bringen konnte, sie zu mögen. Wir erledigten Anfang der 50er Jahre eine enorme Menge Aussendungen für sie.« Diese wurden den monatlichen Abrechnungen der Saks-Kunden beigelegt. Die Kundenliste ist für Estée pures Gold wert.

Nur zwei Tage nach der Eröffnung bei Saks sind die Lauders ausverkauft. »Der Spaß sollte erst beginnen. Und mit ihm kam die endlose Arbeit, das endlose Reisen (Leonard erinnert sich, daß seine Mutter einmal fünfundzwanzig Wochen hintereinander fort war), die endlosen Ströme, Flüsse, Ozeane von Worten, mit denen ich meine Produkte anpreisen sollte, von denen ich wußte, sie waren die Besten der Besten …«

Ein Jahr später gründet Estée Lauder ihre eigene Firma. Ihr Mann Joseph wird in dem Dokument noch nicht erwähnt, ist aber bei der Unterzeichnung in Anwesenheit eines Rechtsanwaltes zugegen, ebenso wie der 14jährige Leonard.

Es ist dasselbe Jahr, in dem Charles Revson anfängt, eine ernst zu nehmende Rolle auf dem Kosmetikmarkt zu spielen. Zu diesem

Zeitpunkt ist Revson zwar noch nicht Lauders direkter Rivale, denn er beschränkt sich vorläufig noch auf Nagellack. Sie ist klug genug, nicht in seine Domäne einzudringen, auch wenn ihr Sohn Leonard sie dazu überreden möchte. Sie bewundert Revson sogar für seine innovativen Ideen. Eine davon – farbabgestimmte Nagellacke und Lippenstifte unter dem Motto »Fire & Ice« – zählen auch heute noch zu den größten Verkaufsklassikern aller Zeiten. Doch ein paar Jahre später, als er versucht, in ihre ureigene Domäne, die Pflege, einzudringen, sollten sie sich gegenseitig das Leben schwermachen.

Charles Revson begann Anfang der dreißiger Jahre zusammen mit seinem Bruder Joseph, an neuen Formeln für Nagellack zu arbeiten. Als Partner nahm er Charles Lachmann mit hinein, der das »l« in Revlon lieferte. Lachmann gehörte eine Firma, die bereits Nagellacke für andere Firmen herstellte. Revson ist 25 Jahre alt. Schon bald »überredet« er den Partner, sich zurückzuziehen. Bis an sein Lebensende wird Lachmann ein Gehalt und Bonuszahlungen beziehen. Schon zu diesem Zeitpunkt schien Revson größer, als er wirklich war, weil er besonders extensiv Anzeigen schaltete. 1935 investierte er sein gesamtes Werbe-Budget von ganzen 335,56 Dollar für eine einzige Anzeige im *New Yorker Magazin.* Am Anfang lieh er sich das Geld für seine Inserate, später steckte er einen überproportional hohen Prozentsatz seines Umsatzes in die Werbung.

Mrs. Lauder erinnert sich an eines der wenigen Male, wo sie mit Revson zusammentraf. »Er erklärte sich von Anfang an als unser unversöhnlicher Erzfeind … Einmal auf einer Dinner-Party … setzte er mich knapp darüber in Kenntnis, daß er mein Geschäft kaufen wolle, um der Cadillac der Kosmetik-Industrie zu werden. Ich anwortete leichthin, daß ich seine Absicht sehr schmeichelhaft fände und meinerseits gern sein Unternehmen kaufen würde, um der Rolls-Royce der Industrie zu werden. Nicht gerade bekannt für seinen Humor, ließ er mich ohne eine Antwort stehen.« Der Krieg war erklärt. »Ich zerstöre sie«, sagte er vor gemeinsamen Freunden.

Die Klatschkolumnisten haben allen Grund zur Freude, gibt ihnen doch der »Krieg« zwischen Lauder und Charles Revson während der fünfziger, sechziger und frühen siebziger Jahre, bis zu seinem Tod im Jahr 1973, immer wieder Material für ihre Kolumnen. Er löst den schon reichlich durch die Medien gezogenen und inzwischen fast zum Erliegen gekommenen Kampf der beiden Gigantinnen, Rubinstein und Arden, ab.

Rubinstein, die Revson nur einmal traf, kommentierte das kurz mit »er hat schlechte Haut«. Allerdings kaufte sie Revlon-Aktien, aber eigentlich nur, um sich bei der Shareholder-Versammlung über seine Extravaganzen im privaten Leben zu beschweren. Doch als die Aktien gute Profite abwarfen, ließ sie den Plan fallen und behielt sie. Revson wird im Jahr 1961 einen Duft herausbringen, den er mit uncharakteristischer Selbstironie »That Man« nennen wird. Das waren die einzigen Worte, mit denen Elizabeth Arden ihn bedachte.

Natürlich herrschte zwischen Lauder auf der einen und Arden und Rubinstein auf der anderen Seite auch nicht gerade eitel Freundschaft. Lauder wird Rubinstein von der Klatschkolumnistin Elsa Maxwell erstmals beim »April in Paris«-Ball vorgestellt. »… Helena Rubinstein sah aus wie eine russische Zarin, mit Rubin-Ringen, so groß wie Taubeneier an ihren aufgeregten Fingern, aber ihr Hals war weniger perfekt. … Ich war jung, eifrig und noch am Anfang meiner Karriere … jedenfalls unerfahren im Umgang mit Zarinnen. Ich erklärte, daß ich erfreut sei, sie zu treffen, daß ihr Gesicht absolut großartig aussähe, daß aber mein Creme Pack wahre Wunder für ihren Hals vollbringen könnte. Sie sah mich lange, sehr lange an und bat mich dann, es ihr zu schicken. Helena Rubinstein ließ sich nie etwas entgehen. Am nächsten Tag sandte ich es los, schrecklich verlegen darüber, wie unhöflich ich geklungen haben mußte. Aber meine Motive waren ganz rein, ich wollte helfen ...«

Leonard arbeitet jeden Tag nach der Schule im Büro, schreibt alle Rechnungen und liefert Ware als Fahrradbote aus. Er arbeitet jeden Sommer und in jeder freien Minute. Nach seinem Abschluß an der Wharton School an der Universität von Pennsylvania besucht er die Columbia Graduate School of Business. Sein Vater sendet ihm und später ebenso seinem jüngeren Bruder Ronald, der einen ähnlichen Weg geht, Kopien von jeglicher Korrespondenz: Verträge, Briefe von Kunden – positiv oder negativ, Anmerkungen der Abnehmer. »Wir hatten wohl Angst«, meint Estée, »daß unsere Söhne das Interesse am Unternehmen verlieren könnten, wenn sie merken, daß es noch andere Dinge im Leben gibt, als ein Imperium aufzubauen.« Nun, bei Leonard war diese Angst völlig unbegründet.

Das nächste Haus, das Estée im Sturm nimmt, ist das Edel-Kaufhaus Neiman Marcus. Sie erinnert sich an eine Episode in Dallas. Der Einkäufer, Ben Eisner, überläßt ihr auf ihr Drängen sofort nach Neujahr etwas Platz im Geschäft. Doch er macht ihr keine großen Hoffnungen, daß überhaupt jemand kommen wird. »Es ist zu heiß, und die Leute haben ihr Geld schon für Weihnachtsgeschenke ausgegeben.« Estée bittet ihn um fünfzehn Minuten bei einem örtlichen Rundfunksender. Die bekommt sie, zu einer unchristlichen Zeit um 8.15 Uhr morgens. Sie singt ihre Botschaft förmlich ins Mikrophon: »... Ich habe ein Geschenk für jede Frau, die vorbeikommt. Lassen Sie mich Ihnen persönlich die neuesten Schönheits-Tricks aus Paris und London zeigen. Beginnen Sie das Neue Jahr mit einem neuen Gesicht.«

Sie kann sich kaum retten vor Kundinnen. Neiman Marcus wird in den nächsten Jahre ihre Zeile immer wieder als Anzeige laufen lassen: Beginnen Sie das Neue Jahr mit einem neuen Gesicht – Estée Lauder Cosmetics.

Die Jahre 1950–1960

Schönheit für alle

Helena Rubinstein
Der erste Männer-Salon

Elizabeth Arden
Probleme mit ihren Designern

Estée Lauder
Mit »Youth Dew« in der Oberliga

Schönheit für alle

Die deutschen Frauen haben den Aufbau hinter sich, werden 1954 vor dem Gesetz gleichberechtigt. Doch berufstätig darf die Gattin nur sein, wenn sie ihre Rolle als Hausfrau und Mutter nicht vernachlässigt. Das Wirtschaftswunder macht es möglich: Die Frauen besinnen sich wieder auf Mode und Schönheit. Sie orientieren sich an der Eleganz der Pariser Mode und der farbigen Heiterkeit aus Amerika mit Nylonstrümpfen und Jeans. Alles nachzulesen in *Constanze* oder *Film und Frau*, damals die führenden Modeillustrierten. *Constanze* bringt 1950 und 1953 die ersten Schönheits-Sonderhefte auf den Markt, die den Frauen auf über 100 Seiten zeigen, wie sie sich von Kopf bis Fuß richtig zu pflegen, zu ernähren und fit zu halten haben. Alles noch ohne Produkt- oder Firmennennungen. *Film und Frau* zieht 1958 mit dem Sonderheft »Jünger-Schlanker-Schöner« nach, inklusive einer Schlankheits-Diät für 21 Tage. Zu den Artikeln werden hier ausführliche Produktnennungen aller großen Firmen gestellt, darunter natürlich auch Arden und Rubinstein. Und Simone de Beauvoir schreibt Anfang der fünfziger Jahre: »Heute mehr denn je kennt die Frau die Freude, ihren Körper durch Sport, Gymnastik, Baden, Massagen, verschiedene Ernährungsweisen zu formen. Sie bestimmt über ihr Gesicht, ihre Linie, die Farbe ihrer Haut.«

Kosmetikfirmen drängen immer mehr mit Anzeigen in die Frauenhefte. So preist Arden erstmals 1953 ihre Kurse für private Schönheitspflege in ihrem Salon in Düsseldorf an, drei Stunden für 12 Mark. »Die schönste aller Schulen erwartet sie.« Max Factor wirbt mit Hollywood-Stars wie Ava Gardner oder Elizabeth Taylor für sein »Pan Cake«-Make-up. Auf deutscher Ebene bewirbt die Firma Riz aus Berlin ihr »Happy End«-Make-up mit UFA-Stars wie Brigitte Horney und Hildegard Knef. Zaghaft erscheinen auch die ersten Artikel mit Promotion-Charakter über Aktivitäten von Kosmetik-Firmen, mit Namensnennung, was bis dahin undenkbar gewesen war. So wird vom Besuch einer Lancôme-Kosmetikerin in der Parfümerie Gehlsen in Hamburg berichtet oder über den Salon von Riz in Berlin, wo Kosmetikerinnen Kundinnen im Schaufenster zurechtmachen, so daß Neugierige von draußen zuschauen können. Arden und Co. können sich freuen, denn eine Allensbach-Umfrage ergibt, daß im Jahre 1956 fast 90 Prozent der befragten Frauen eine Hautcreme benutzen und fast die Hälfte sich die Lippen färbt.

Christian Dior bringt im Herbst 1954 die, besonders von Männern, viel- und heißdiskutierte H-Linie auf den Markt, die angeblich den Busen flachdrückt und die Hüften zu stark betont. In gemäßigter Form setzt sie sich dann aber doch durch. Im Frühjahr 1955 propagiert Dior dann die A-Linie, es folgt die Y-Linie und 1956 die F-Linie.

Pepita, Plissee und Punkte sind modern. Audrey Hepburn, mit ihrer schlanken Silhouette, ihrem mädchenhaften, aber doch selbstbewußten Auftreten, wird zum Vorbild einer ganzen Generation. Der Modeschöpfer Hubert de Givenchy schneidert ihr die meisten Kleider auf den Leib, nennt seinen ersten, von ihr inspirierten, Duft rätselhaft »L'Interdit« (Das Verbotene).

Ende der fünfziger Jahre gibt es in Deutschland zum ersten Mal eine »Jugendkultur«, ein Lebensgefühl, geprägt von Rock'n'Roll,

Pferdeschwanz und Petticoat und spitzen Schuhen mit Bleistiftabsätzen. Der Be-Bop wird gesellschaftsfähig.

Lidschatten und Lidstrich werden populär. Die betont kurze, kecke Pudelfrisur erfreut sich größter Beliebtheit, seit Audrey Hepburn sie im Film »Sabrina« getragen hat, aber auch natürliche Struwwelköpfe und weiche Wellen halten mit. Die kurzen Köpfe werden abends mit gelackten, oft auch farbigen »Postiches« aufgepeppt, einer Art kleiner Knoten. Er wird einfrisiert und bleibt durch die Lack-Brillantine immer in Form.

Das Haar wird farbig betont. Tagsüber nur vorne mit helleren Tönen, so daß es aussieht wie sonnengebleicht, abends dann schon gewagter. Die Modehaarfarbe des Frühjahrs 1950: ein blasses, pastellzartes Gelbgrün.

In den fünfziger Jahren wartet die Schönheits-Industrie mit einer Vielzahl von neuen Geräten auf, teils für zu Hause, teils für den Salongebrauch. So erfindet der Wiener Elektromediziner Dr. Nemec das Nemectron, das durch Elektroimpulse die Haut an Gesicht und Hals, Beinen, Hüften und Taille stimuliert. Ursprünglich hatte er es für Soldaten konstruiert, die durch Nervenverletzungen an Muskelschwund litten. Schon damals kostet das Salon-Gerät 2000 Mark. Drei Geräte werden für die Gesichtspflege und -straffung zu Hause angeboten: zum Strafftrommeln der Wasserkuli »Troma«, zum Straffmassieren der »Maspo«-Apparat, der wie ein alter Telefonhörer aussieht, und zum Straffdämpfen »Sprengers Gesichtssauna«. Ein aus heutiger Sicht gefährliches Straffungs-Gerät fürs Gesicht kommt aus Frankreich: der »Schmetterling«. Zwei Schlingen aus Nylonfasern, verbunden mit einem Gummiband für die nötige Spannung, werden von einem Ohr zum anderen gespannt, dann (angeblich) unsichtbar an den Schläfen mit Spezialpflaster befestigt. Versprochene Wirkung: In drei Minuten um 15 Jahre jünger!

Helena Rubinstein
Der erste Männer-Salon

Anfang der fünfziger Jahre macht das »House of Gourielli« starke Verluste. Madame beschließt, den Laden ganz und gar zu verändern, ein Einkaufsparadies für Männer daraus zu machen. Im Erdgeschoß residiert die erste Männer-Boutique, die New York gesehen hat, mit ausgewählter Mode, darüber ein luxuriöser Friseur-Laden – mit Börsen-Ticker, damit der Geschäftsmann immer auf dem laufenden bleibt. Das schon marode Haus wird von oben bis unten renoviert, die alte, staubige und etwas plüschige Dekoration durch eine moderne, klar und männlich anmutende ersetzt. Nicht gerade Madames Geschmack, aber der von Eleanor McVickar. Madame hat die Kosmetik-Redakteurin von *Harper's Bazaar* extra für diesen Job abgeworben. Helenas neuer Sekretär seit 1952, der Ire Patrick O'Higgins, wird das »Gourielli-Versuchskaninchen« für die neuen Cremes, Lotionen und Haarwässerchen. Die Rubinstein-Laboratorien versuchen, die auf Frauenhaut geeichten Rezepturen so schnell wie möglich für den Mann umzustellen. Oft genug muß sich der arme Patrick, ehemals Reise-Redakteur bei *Harper's*, mit Pickeln, geröteter oder schuppender Haut herumquälen und sich damit auch noch in der Öffentlichkeit präsentieren!

Von ihm erfahren wir aus seinem Buch *Madame* auch die Hierarchie der Firma in New York in diesen Tagen. Erklärt von Madames rechter Hand, Miss Ruth Hopkins: »Zuerst kommt natürlich Madame Rubinstein (im Geschäft heißt sie Madame, hinter ihrem Rücken Madame Rubinstein und öffentlich Prinzessin Gourielli, so will es ihr Mann), dann der Prinz (ein ganz Süßer), dann kommt Horace, ihr jüngerer Sohn. Dann ihre Nichte Mala, verheiratete Mrs. Victor Silson. Es gibt auch noch Roy, den ältesten Sohn. Er ist Aufsichtsratsvorsitzender. Aber niemand sieht viel von ihm. Zuletzt kommt Oscar Kolin, ihr Neffe, Malas Bruder. Er ist der Geschäftsführer.« So spitz beschreibt der exzentrische Dalí die Familie: »Ihr Gatte, der georgische Fürst Gourielli, öffnete den Mund nur, um Rauchringe zu blasen, ihr Sohn Horace schien, düster wie eine Gestalt aus einer Tragödie Racines, ständig Verse vor sich hinzumurmeln. Oscar Kolin nickte ständig wie ein Metronom, dem man beigebracht hatte, ja zu sagen. Mala war nicht mehr als ein Schatten …«

Das Unternehmen macht in den frühen fünfziger Jahren etwa 22 Millionen Dollar Umsatz jährlich. Madame hält 52 Prozent (Wert 30 Millionen Dollar) des amerikanischen Geschäftes. Außerdem gehören ihr alle ausländischen Ableger. Bis auf England, Südafrika und Fernost. Diese sind bereits das Eigentum einer Stiftung, um später einmal die riesigen Erbschaftssteuern zu umgehen. Australien hat sie vor dem Zweiten Weltkrieg zu je einem Drittel ihren Söhnen Horace und Roy und ihrer Schwester Ceska geschenkt.

Neue Produkte kommen Mitte der fünfziger Jahre ständig aus den Laboratorien: 1954 »Lanolin Vitamin Formula«, das erste vitaminangereicherte Schönheitsprodukt. 1956 »Skin Dew«, eine feuchtigkeitsspendende Creme, und 1958 »Mascara Matic«, später »Long Lash«. Das neue Konzept einer Wimperntusche, wie wir sie heute kennen, und auch noch zum Nachfüllen, findet allgemeinen Zuspruch.

Bevor noch die Mode-Designer in den sechziger Jahren an Make-up für ihre Shows denken, organisiert Madame bereits in diesen Jahren eigene Modeschauen für jede Saison, wobei die Kreationen auf die jeweilige Farbpalette ihrer Saison-Make-ups abgestimmt sind. Im Winter 1953 zum Beispiel kreieren die bekanntesten Pelz-Designer für sie ein Dutzend weißer und beigefarbener Nerzmäntel, passend zu ihrem Make-up.

Waren es bisher nur spärlich ins Geschäft dringende Gerüchte, so verdichten sich diese plötzlich zur Gewißheit: Madame hat Gebärmutter-Krebs! Außerhalb des Rubinstein-Konzerns erfährt niemand etwas von ihrer schweren Krankheit. O'Higgins ist erschüttert, als er sie im Hospital besucht. »Sie hatte noch nie so zerbrechlich, so alt ausgesehen ... Sie muß dem Tod in den vergangenen Wochen sehr nahe gewesen sein ...« Von da an muß er sie jeden Tag besuchen oder wenigstens anrufen, um sie über den Fortschritt bei Gourielli auf dem laufenden zu halten.

Die richtigen Produkte sind dank des unermüdlichen Einsatzes von O'Higgins endlich gefunden, ebenso die Angestellten, die Umgestaltung des Salons ist abgeschlossen, alles ist zum Einsatz bereit. Die Eröffnung, von O'Higgins organisiert, wird durch Persönlichkeiten wie Truman Capote und Salvador Dalí und Hollywood-Stars zum gesellschaftlichen Ereignis. O'Higgins glaubt einen Geist zu sehen, als plötzlich in der Menge der berühmt-berüchtigte Bowler-Hut von Madame auftaucht. Obwohl noch sehr schwach, mußte sie einfach kommen und sehen, was passiert. Sie hat ihren Arzt und eine Pflegerin mitgebracht, verläßt schnell, aber sehr zufrieden die Party. Ins Hospital begleitet sie eine große Platte Lachs, denn »das Essen im Krankenhaus ist einfach zu schrecklich!«

Alle wichtigen Zeitungen berichten über das neue, luxuriöse Konzept nur für Männer, es entwickelt sich ein Trend zur Männer-Pflege. Der Salon, so scheint es, wird ein Erfolg bei den »männlichen« Mitgliedern der New Yorker Gesellschaft.

Der erste Auslandsaufenthalt nach ihrer Genesung führt Rubinstein im Januar 1954 das erste Mal seit 50 Jahren wieder nach Deutschland. Erste Station ist Düsseldorf. München und Hamburg folgen. Sie steigt im schwarzen Breitschwanzkostüm, mit perlgrauem Schleierhütchen und fünffacher Rubinkette um den Hals aus dem Flugzeug, läßt sich die Stadt zeigen. Schwarz, so Rubinstein, habe sie nie gern getragen. »Meiner Ansicht nach haben zu viele Frauen eine Vorliebe dafür, besonders im Älterwerden. Aber gerade den älteren Frauen würden hellere Farben, sogar Weiß, viel besser stehen. Durch ein helles Kleid und ein sorgfältiges Augen-Make-up kann fast jede Frau um viele Jahre jünger wirken.«

Es wird eine vielbeachtete und in allen Tageszeitungen und Magazinen publizierte Reise, »... wenn sie jetzt nach Westdeutschland kommt, ist das ein gutes Vorzeichen für das Jahr 1954 und darüber hinaus, denn Helena Rubinstein macht ihre Pläne immer auf weite Sicht«. Sie kritisiert die deutschen Frauen: »Genau wie die Schweizerinnen machen sie einen großen Fehler. Sie nehmen zu viele Sonnenbäder, um braun zu werden.«

Als ihr großer Gegenspieler wird der Pariser Coiffeur Antoine aufgebaut, der ebenfalls in der Königsallee in Düsseldorf einen Salon eröffnet hat. »... Heute muß jede Frau regelmäßig zum Friseur, und die Figaros und Friseusen kümmern sich immer mehr nicht nur um das Haar, sondern auch um die Haut ihrer Kundin ...« Doch Antoine verschwand, Rubinstein blieb.

Die Reise führt sie weiter quer durch das ganze Europa. Einen von ihrem Prinzen erzwungenen Monat verbringt sie im August in Venedig, ausgerechnet während der heißesten vier Wochen. »Es roch nach altem Fisch, und wo immer ich hinging, kostete mich das allein schon 10 000 Lire.«

Zurück in New York, verkündet sie die Schließung des Gourielli-Ladens. Proteste der Familie und des Geschäftsführers, der darauf hinweist, daß »das Geld der Schwulen genauso gut ist wie das aller anderen«, sind zwecklos. »Das Ganze war voreilig. Wir haben 50 000 Dollar mit dem Friseurladen verloren. Außerdem haben uns die allgemeinen Unkosten und der Großhandel ruiniert.« Nach dem Weihnachts-Schlußverkauf bleiben die Türen von »Gourielli for Men« für immer geschlossen. Dem Prinzen ist es sicherlich recht. Er hatte sich vehement gegen die Einrichtung des Friseurladens gewehrt. »Ich russischer Prinz, ein Friseurladen, das gehört sich nicht, was sollen Freunde denken?« Hat Helena ihm vielleicht nachgegeben?

Die Produkte allerdings, »Toilet Preparations for Men«, wird sie bis in die sechziger Jahre hinein weiter vertreiben. Abgefüllt in original Cocktail-Shaker, der Deckel verziert mit dem Gourielli-Wappen, kann der Rubinstein-Mann unter After-shave-Lotion, Cologne, Körperpuder und einem Haar-Tonic wählen.

Im November 1955 kehrt sie nach Paris zurück. Dort soll sie eine furchtbare Nachricht ereilen. Ihr Mann Artchil ist in New York einem Herzinfarkt erlegen. Noch bevor es ihr an einem strahlenden Sonntagmorgen jemand sagen kann, weiß sie es im Innersten. In einem Traum in der Nacht zuvor hatte sie Artchil in einem Sarg, ausgeschlagen mit weißer Seide, liegen sehen.

Sie ist untröstlich, denn auf ihre Weise hat sie den einfachen Mann, mit dem sie fast zwanzig Jahre verheiratet war, geliebt. »Meine Frau sehr kluge, sehr reiche jüdische Hausfrau«, pflegte er über sie zu sagen. Er spielte seine Rolle als Prinz-Gemahl gut, sie sah ihm milde lächelnd seine rauhen Manieren, sein oft exzessives Trinken nach.

Wieder aber wird sie, wie beim Tod ihrer Eltern, ein merkwürdiges Verhalten an den Tag legen: Sie erscheint nicht bei seiner Beerdigung, ignoriert den Tod einfach. Nur ein Telegramm soll O'Higgins an ihren Sohn Roy schicken, daß sie nicht reisen kann. Formuliert von ihr selbst, aber unterschrieben mit seinem Namen.

Aus dem Telegramm wird schließlich ein Nachtbrief, »kein Grund zur Eile, er ist tot«, das halbiert die Kosten. Der Schock über ihr herzloses Verhalten, den der Ire mit einem Brandy wegspült, legt sich erst, als ihr langjähriger Vertrauter, Emanuel Ameisen, ihm erklärt: »Einige Wirklichkeiten, wie den Tod, will sie einfach nicht akzeptieren. Indem sie ihn ignoriert, kann sie vorgeben, daß es nicht geschehen ist. Indem sie nicht zur Beerdigung geht, kann sie ihre eigenen Reaktionen hinauszögern. Das ist ihre Art zu überleben. Sie wird sich jetzt sicherlich wieder eine Ablenkung ausdenken.«

So ist es. Nur einen Tag später befinden sich beide in einem Flugzeug auf dem Weg nach Cannes. Picasso hat endlich zugestimmt, ihr Porträt zu malen. Schon seit Jahren versucht sie, ihn dazu zu bewegen, er hat sie bisher hingehalten. So ist es auch diesmal. Sie verbringen einige Tage im Hotel, ohne daß sich der »Teufel«, wie sie ihn nennt, meldet. Schließlich sucht sie ihn selbst in seinem Haus auf. Er empfängt sie, macht ein paar Tage lang stundenlang Skizzen von ihr. Schließlich sagt er: »Ich habe genug für ein Porträt. Wir sind fertig.« Auf Madames Frage, wann es denn zu sehen sein würde, antwortet er: »Vielleicht wird es ein postumes Gemälde. Entweder ich sterbe vorher oder Sie. Vielleicht male ich es, vielleicht nicht.«

Er sollte es nie malen, sie wird weder ihn wiedersehen noch die Skizzen, die er von ihr gemacht hat, jemals zu Gesicht bekommen. Sie schäumt, als sie später hört, er habe angeblich gesagt, er porträtiere nur Frauen, mit denen er auch geschlafen habe.

Nur drei Jahre später, im April 1958, wiederholt sich die beim Tod des Prinzen beschriebene Szene fast bis ins kleinste Detail. Diesmal ist es ihr geliebter Sohn Horace. Er hat einen kleinen Verkehrsunfall auf einer Brücke nach Long Island, über die er mit überhöhter Geschwindigkeit gebraust war. Obwohl unverletzt, erleidet er am Abend einen Herzanfall. Sein Herz hatte schon als Kind unter rheumatischem Fieber gelitten. Er kommt zur Beobachtung ins Krankenhaus, wo er zwei Tage später einen massiven Herzinfarkt erleidet. Niemand ist bei dem 46jährigen, als er stirbt.

Als O'Higgins Madame diesmal die Nachricht überbringt, bricht sie zusammen. »Horace ist das Glück meines Lebens gewesen. Er hatte den Charme und das gewinnende Äußere seines Vaters geerbt. Seine blitzschnelle Intelligenz war eine ständige Freude für mich, obwohl ich seine Fehler nicht übersehen habe. Charakterlich waren wir uns sehr ähnlich: impulsiv, begeisterungsfähig und manchmal zu leichtgläubig. Ich liebte ihn von ganzem Herzen. Er war voller Wärme und Verständnis. Bei der Zusammenarbeit entstanden gelegentlich Diskussionen zwischen uns, aber immer endeten sie damit, daß wir einer Meinung waren. Seit seiner Kindheit hatte er mich um den Finger wickeln können, und ich genoß nichts so sehr wie diese Niederlagen.«

Tagelang liegt sie bewegungslos im Bett, mit dem Gesicht zur Wand. Sie will nicht essen, keinen der Freunde sehen, nichts von den vielen Briefen mit Beileidsbezeugungen hören. Zehn Tage nach Horaces Tod kommt ein Brief des Fotografen Cecil Beaton: Der berühmte englische Porträtist Graham Sutherland hat sich bereit erklärt, Madame Rubinstein zu malen. Bisher hatten nur Männer die Ehre, von ihm verewigt zu werden, sie wäre die erste Frau. Das überzeugt und interessiert sie, eine Ablenkung! Der Flug ist schnell gebucht.

Der englische Ableger des Geschäfts läuft prächtig. Ihre Schwester Ceska leitet alle Salons in England. Madame wird wie eine Königin empfangen. Sie residiert im Hotel Claridges, wird schon am folgenden Tag von Graham Sutherland empfangen, der außerhalb von London auf dem Land lebt. Madame hat ihm schnell noch ein bißchen Ingwer und einen Cashmere-Pullover gekauft. »Künstler haben einen Hang zum Süßen, und ihre Häuser sind immer eiskalt.« Das Ehepaar Sutherland und Madame finden sofort Gefallen aneinander. Nach einer Woche in London und einer von ihr bezahlten Woche in Paris sind die Sitzungen beendet. Im Herbst darauf kann sie das Ergebnis bei einem Rahmenmacher in London besichtigen, bevor das Porträt der Öffentlichkeit in der Tate Gallery präsentiert wird. Die Sutherlands befinden sich taktvollerweise in Venedig.

Auf dem Weg in die King's Road ist Madame wenig optimistisch. »Ich weiß, ich werde es hassen!« Sie erstarrt, als sie an die Wand gelehnt, effektvoll von zwei Strahlern beleuchtet, nicht eins, sondern gleich zwei lebensgroße Porträts von sich sieht! Madame bittet um einen Stuhl, dann um eine Tasse Tee. »Oh, mein Gott!« entringt es sich ihr, während sie unsicher auf sich selbst blickt. Die beiden Porträts sind fast identisch: Auf dem einen sitzt, auf dem anderen steht sie. »Ich war sprachlos, denn keines von beiden gefiel mir wirklich. Es waren unglaublich kühne, großartige Bildnisse eines Menschen, der in keiner Weise meinen Vorstellungen von mir selber glich. Nie hatte ich mich in so hartem Licht gesehen ... Jedesmal, wenn ich es betrachte, frage ich mich: Bin ich tatsächlich diese herbe, energische Frau, die Sutherland mit solchem Können malte?«

Die Ausstellung in der Tate Gallery wird ein Riesenerfolg, versöhnt sie mit ihrem Bildnis. Über hunderttausend Menschen wollen es sehen, selbst die Königin und die Königin-Mutter. »Was *die* wohl gedacht haben?« freut sie sich. Die Zeitungen überschlagen sich mit Artikeln über Madame, ihr Unternehmen, ihre Historie. Sie sammelt jeden Ausschnitt unter der handgeschriebenen Zeile: Furchtbares Graham-Porträt. Es werden so viele, daß sie einen Aktenschrank füllen. Schließlich bittet man sie sogar, ihre Memoiren zu schreiben, die die *Sunday Times* erwerben will. »Für Geld, richtiges Geld?« fragt sie ungläubig, bevor sie ihren Sekretär an die Arbeit zu ihrer Biographie *My Life for Beauty* setzt. Einem, wie O'Higgins es nennt, »vagen Werk«, in dem »sie ihre Vergangenheit erfunden hatte ... Madame und ihre Schwestern blieben bei der offiziellen Rubinstein-Familien-Saga«.

Das sitzende Porträt soll bald die Eingangshalle ihrer New Yorker Wohnung zieren. Das andere wird von Lord Beaverbrook für sein Museum in New Brunswick in Kanada gekauft. Die schöne, wertvoll bestickte rote Abendrobe von Balenciaga, die sie auf den Bildern trägt, schenkt sie der Frau von Graham Sutherland.

Im Herbst 1958 geht die nun Sechsundachtzigjährige mit ihrem Sekretär auf eine viermonatige Welttournee, »um zu konsolidieren«. Sie ist gelangweilt, braucht Abwechslung und will versuchen, die alten Erinnerungen zu verdrängen.

Erster Stopp ist Los Angeles, wo sie sich um die Geschäfte kümmert. Weiter nach Tokio. Japan hat sie schon immer gereizt. Nicht nur, um der inzwischen stark gewordenen japanischen Konkurrenz zu trotzen, sondern vor allen Dingen, weil Japan fast der einzige weiße Fleck auf ihrer Firmenkarte war. Sie läßt eine Menge Abendessen mit eventuellen, ewig lächelnden Konzessionären über sich ergehen. »Oscar muß das hier entscheiden, nachdem er sich ihre Bankkonten angeschaut hat.«

Hongkong steht als nächstes auf dem Programm. Sie kauft eine Menge Seide ein, von der sie sich noch in Hongkong eine ganze Anzahl der für ihre schwierige Figur schmeichelhaften Kimono-Kleider nähen läßt. Natürlich fallen beim Shopping auch die so sehr geliebten Perlen ab.

Schließlich ist Schmuck ihre große Leidenschaft – der falsche nicht weniger als der echte. Sie liebt es, das eine mit dem anderen zu mischen und Freunde und Bekannte damit zu verwirren. Sie ließ all ihre Preziosen immer ungeordnet und offen auf Tischen oder in Schubladen herumliegen, bis eines Tages eine Angestellte sie mit einer Idee begeisterte: Sie beschriftete einen Aktenschrank mit dem ABC, so daß Helena ihre Steine unter S wie Smaragde oder R wie Rubine ablegen und auch gleich wiederfinden konnte.

Nur einmal äußert sie sich in ihrer Biographie darüber, daß der Schmuck nicht nur zur Zierde diente, sondern auch dazu, ihre Selbstsicherheit zu stärken, denn »es war manchmal nicht leicht, sich als berufstätige Frau in einer Männerwelt durchzusetzen«.

Weiter geht es nach Bangkok und Australien. In Sydney wird ihr ein triumphaler Empfang von der aus Amerika über ihre Reise informierten Presse bereitet, ebenso in Melbourne, Adelaide und Perth. »Wer hätte das gedacht, sie erinnern sich an mich!« freut sie sich. Nichts, aber auch gar nichts kann sie allerdings dazu bewegen, dem kleinen Ort Coleraine einen Besuch abzustatten. »Nein, nein, warum sollte ich dahin zurückgehen? Ich war arm, einsam und hungrig an diesem gottverlassenen Ort. Ich arbeitete zwanzig Stunden am Tag, sieben Tage die Woche. Ich schwöre, ich würde mich lieber umbringen, als das noch einmal durchzumachen!«

Dann ändert sie ihre Pläne. Statt nach Paris zurückzufliegen, geht es weiter nach Tel Aviv, wo sie ihre Nichte Rachel wiedertrifft, die seit zwanzig Jahren dort lebt und eine Familie gegründet hat. »Ich werde hier ein Museum und eine Fabrik bauen.« Die ungewöhnliche Kombination erklärt sich aus einem Handel von Israels Seite: Das eine geht nicht ohne das andere. Die Fabrik kommt dann auch erst drei Jahre nach der Eröffnung des »Helena-Rubinstein-Kunst-Pavillon«, den Madame furchtbar fand. Sie gab zwei Utrillos aus ihrer Sammlung und ein Porträt von sich von einem unbekannten brasilianischen Maler. Was sie nicht wußte: Der ihre sollte nur Teil einer ganzen Reihe von Gebäuden werden, jedes einzelne benannt nach den Geldgebern, reichen Amerikanern.

Nach Israel geht es weiter nach Athen, Rom, Paris und London und – endlich – im Frühjahr 1959 zurück nach New York.

Nur drei Monate später macht sie sich schon wieder auf den Weg, diesmal nach Moskau. Es zeichnet sich gerade eine wärmere Phase im kalten Krieg zwischen den beiden Supermächten USA und Rußland ab. Premier Chruschtschow hat eine Einladung nach Amerika angenommen, eine Premiere für einen russischen Staatschef. Vizepräsident Nixon kommt zur Eröffnung der amerikanischen Nationalausstellung im Sommer 1959 nach Moskau, zu der Rubinstein und Coty als einzige Kosmetikfirmen geladen sind. Der Rubinstein-Schönheitspavillon soll ein besonderes Erlebnis werden. Ob aus sentimentaler Erinnerung an ihren Mann Artchil oder mit dem Gedanken an einen zukünftigen Markt – »besser, die lernen zuerst uns kennen statt ›The Nail Man‹« – investiert Helena Rubinstein fast einhunderttausend Dollar in das Gebäude und die Produkte. Sie beauftragt ihre Nichte Mala mit den Vorbereitungen. Mala »trommelte eine Gruppe von Schönheits-Expertinnen zusammen, alle aus unseren Helena Rubinstein-Salons. Jede von ihnen mußte auf ihrem speziellen Sektor der Schönheitspflege eine Spezialistin sein, alle mußten fließend Russisch sprechen, belastbar und für die Sowjetregierung politisch tragbar sein.« Madame, bereits 88 Jahre alt, kommt persönlich zur Eröffnung der Ausstellung in den Sokolniki-Park. Begleitet von einer Krankenschwester, ihrer Schwester Ceska und Privatsekretär O'Higgins. »Die Russinnen zeigten sich unverhohlen neugierig«, schreibt Mala, »ihr Verlangen nach Schönheit schien grenzenlos … Wir vermochten gar nicht alle zu bedienen, die sich Rat holen oder verschönern lassen wollten.«

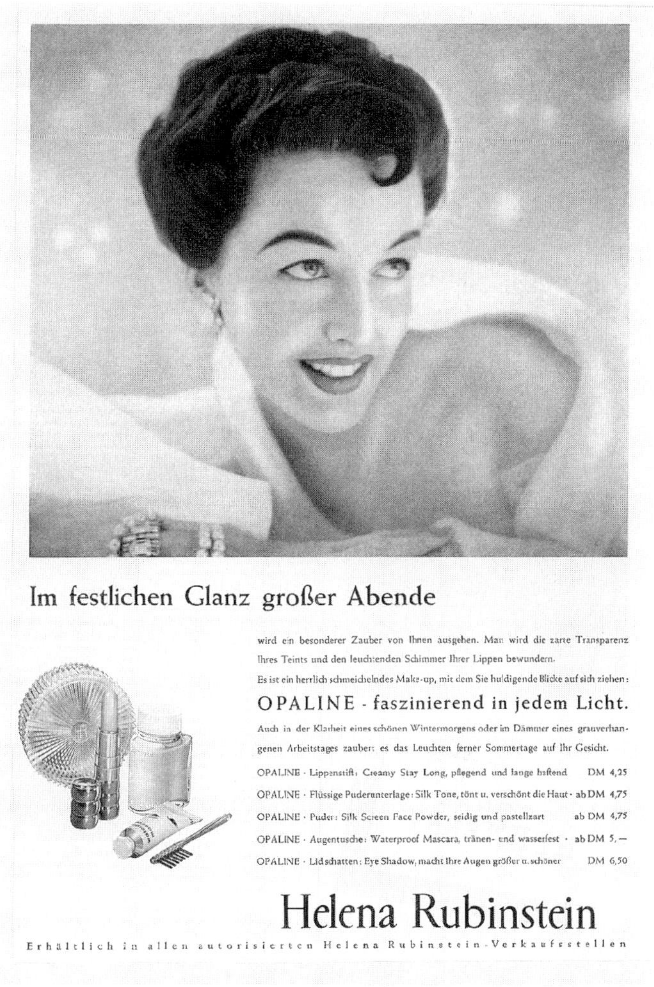

»Madame«, Frühjahr 1957

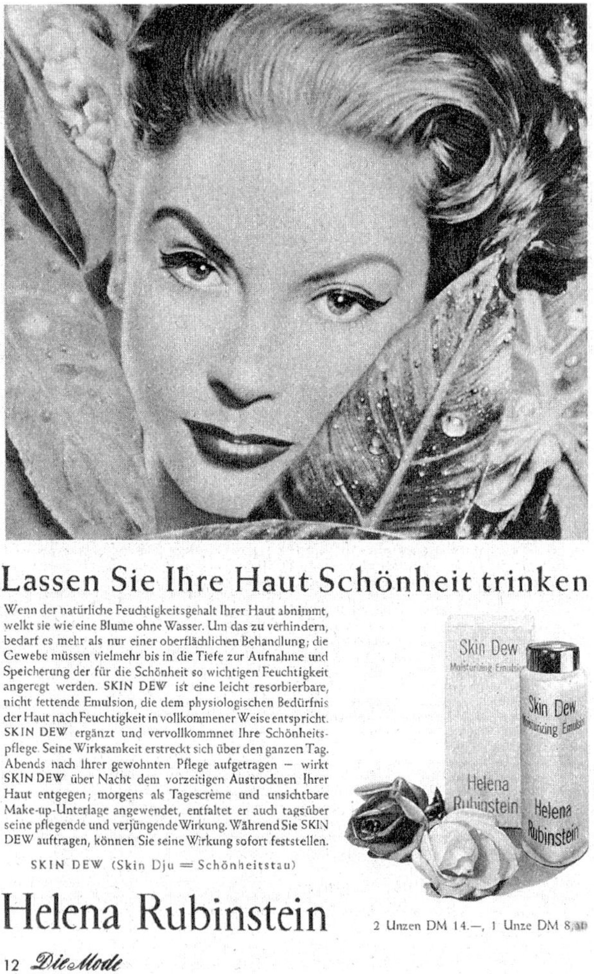

»Die Mode«, Frühjahr 1958

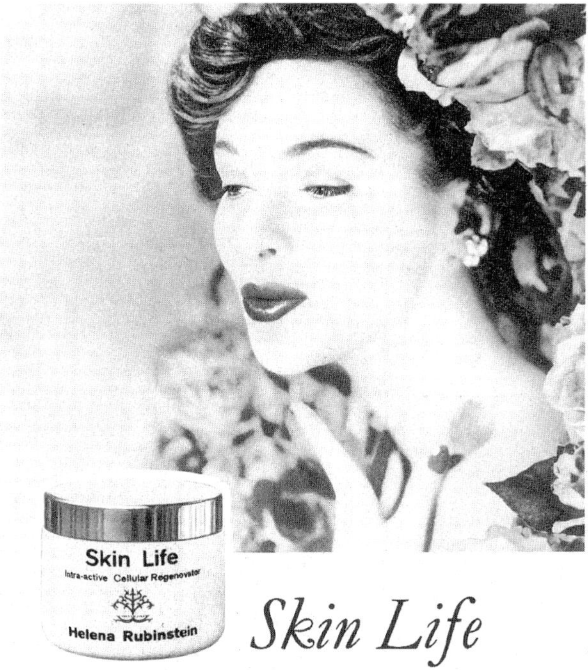

Skin Life

wirkt auf Ihre Haut wie ein Strom verjüngenden Lebens

SKIN LIFE enthält die organischen Wachstums- und Aufbaustoffe der Zelle – jene kostbaren Substanzen, die für die Ernährung der Haut, ihre gesunden Funktionen und die Erhaltung der natürlichen Feuchtigkeit unentbehrlich sind. SKIN LIFE wirkt von innen heraus als intra-aktiver Lebensspender.

SKIN LIFE kompensiert die Mangelerscheinungen der trockenen Haut ebenso wie es andererseits die Hyperfunktion der Talgdrüsen bei fettiger Haut normalisiert.

Wenn Sie abgespannt sind, wenn Sie fahl und müde aussehen, wenn Falten allzu deutlich Ihr wahres Alter verraten oder sich gerade zu zeigen beginnen, dann erfährt Ihre Haut durch SKIN LIFE in kurzer Zeit eine durchgreifende Belebung. Wie auch immer Ihre Haut beschaffen ist, SKIN LIFE wird wie ein Jungbrunnen auf sie wirken.

SKIN LIFE – für jede Haut und jedes Alter – DM 24,– und DM 40,–

Helena Rubinstein

Prospekte und Beratung in den von Helena Rubinstein autorisierten Fachgeschäften

»Film und Frau«, Mai 1959

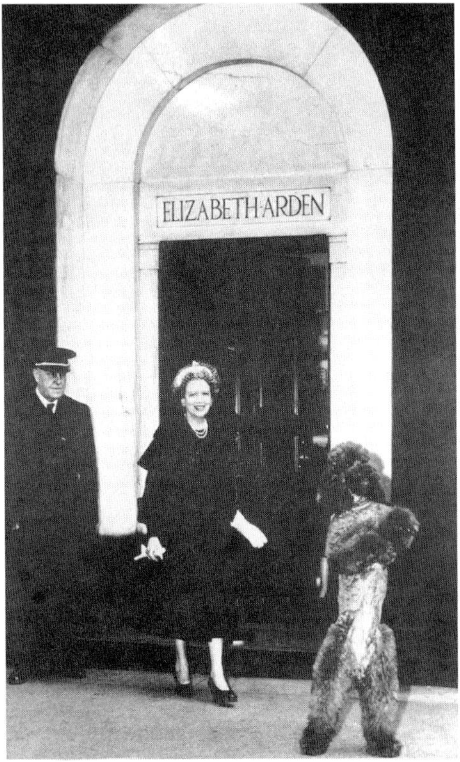

What a happy "Chance Meeting" it is that affords me the pleasure of helping two fine causes for the hospitalized veterans of America and Britain. I believe so firmly in the rehabilitation of spirit and body . . . indeed I have built my life on this belief. So, I am deeply grateful for this opportunity to help those who have given so unselfishly that peace and democracy might survive.

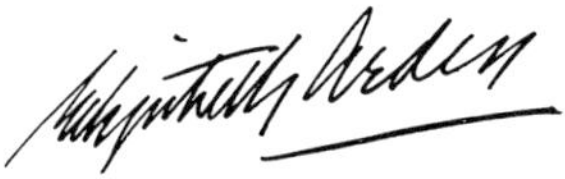

Die folgenden drei Seiten gehören zu einer Broschüre für eine Benefiz-Gala 1955 im Waldorf-Astoria, die von Elizabeth Arden unterstützt wurde und mit der sie zugleich für ihre Schönheitsfarm »Maine Chance« warb, worauf auch der Titel des angekündigten Films (Drehbuch George Tabori) Bezug nimmt.

Wir danken Herrn Michael Töteberg für die freundliche Überlassung.

Private Preview

for the benefit of

HOSPITALIZED VETERANS SERVICE, U.S.A.

and

MUSIC SERVICE IN HOSPITALS, GREAT BRITAIN

Tuesday, April the Fifth, 1955

9 o'clock

Starlight Roof of the Waldorf-Astoria

British Film Academy Award Winner

"Chance Meeting"

Directed by ANTHONY ASQUITH

Produced by ANTHONY HAVELOCK-ALLAN

Written by GEORGE TABORI

— CAST —

Anna .... ODILE VERSOIS
Ted .... DAVID KNIGHT
Moffat .... JOSEPH TOMELTY
Gregg .... PAUL CARPENTER
Joseph .... THEODORE BIKEL
Judy .... JILL ADAMS
Szobek .... DAVID KOSSOFF
Margetson .... JOHN McCLAREN
Mrs. Forrester .... BETTY MARSDEN
Dr. Weissbrod .... PETER ILLING
Regan .... PETER DYNELEY
Stefan .... BERNARD REBEL

A J. ARTHUR RANK Presentation

Made at Pinewood Studios, London, England

Released by PACEMAKER PICTURES, INC.

"CHURCHILL — MAN OF THE CENTURY"

Short subject courtesy of BRITISH INFORMATION SERVICE

Champagne will be served after the performance.

With Appreciation

The unfailing generosity of Elizabeth Arden is again demonstrated with tonight's benefit event. In making a substantial contribution toward the success of our preview party, Miss Arden pays tribute to the valuable rehabilitation services rendered by our organizations both here and in Great Britain. This important help will be a great impetus to these efforts and it is with pleasure that I take this opportunity to convey our deep and sincere gratitude to Elizabeth Arden for her devoted support.

Our thanks are also extended to Pacemaker Pictures, Inc., who have made available to us the preview showing of "Chance Meeting", thereby enabling us to gain necessary financial help for the British and American programs.

Helen H. Hull

MRS. LYTLE HULL, *President*
Hospitalized Veterans Service, U.S.A.

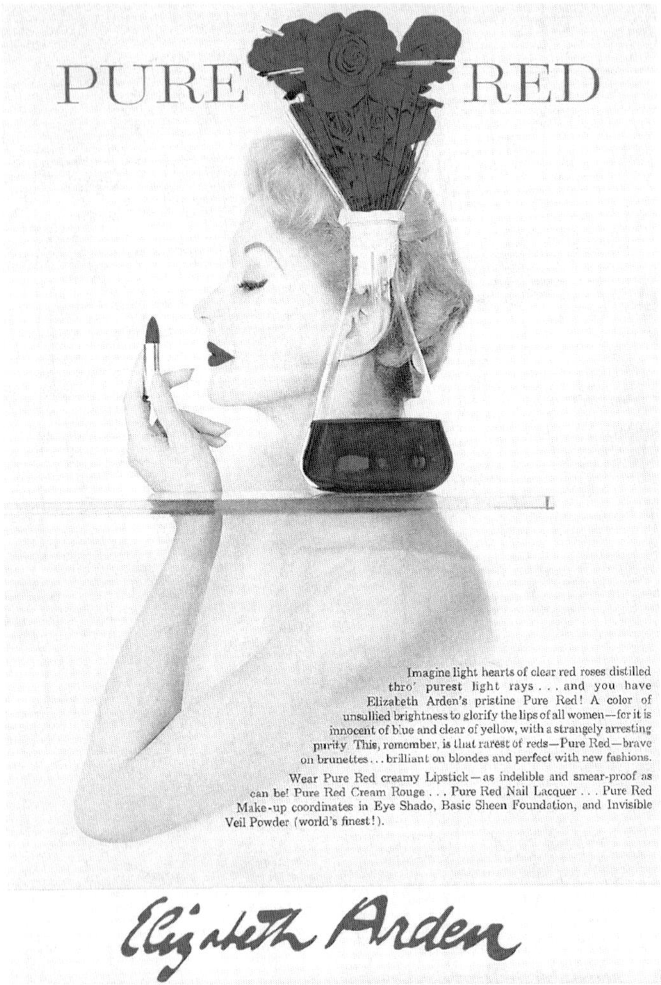

Letzte Seite der Broschüre für die Benefiz-Gala am 5. April 1955 im Waldorf-Astoria

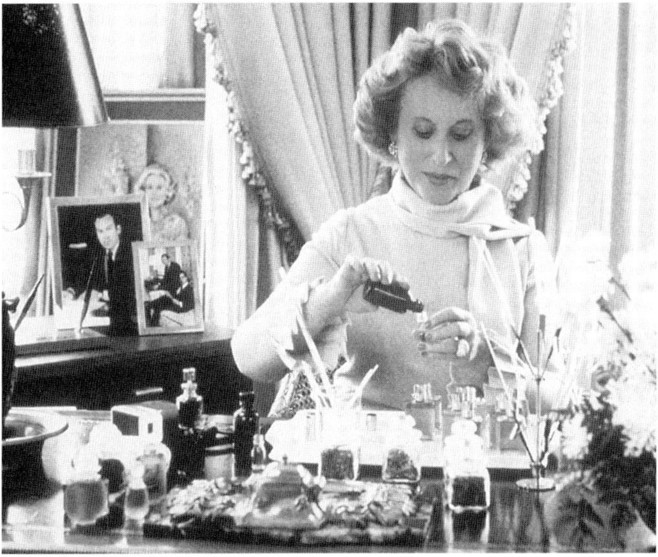

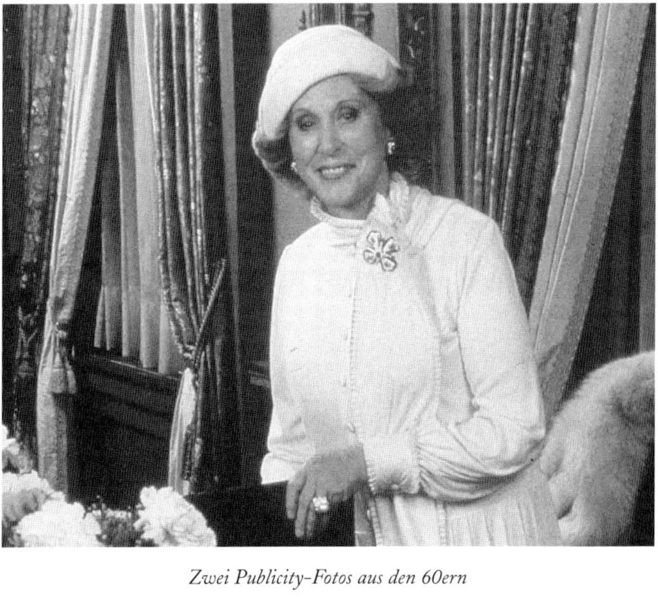

Zwei Publicity-Fotos aus den 60ern

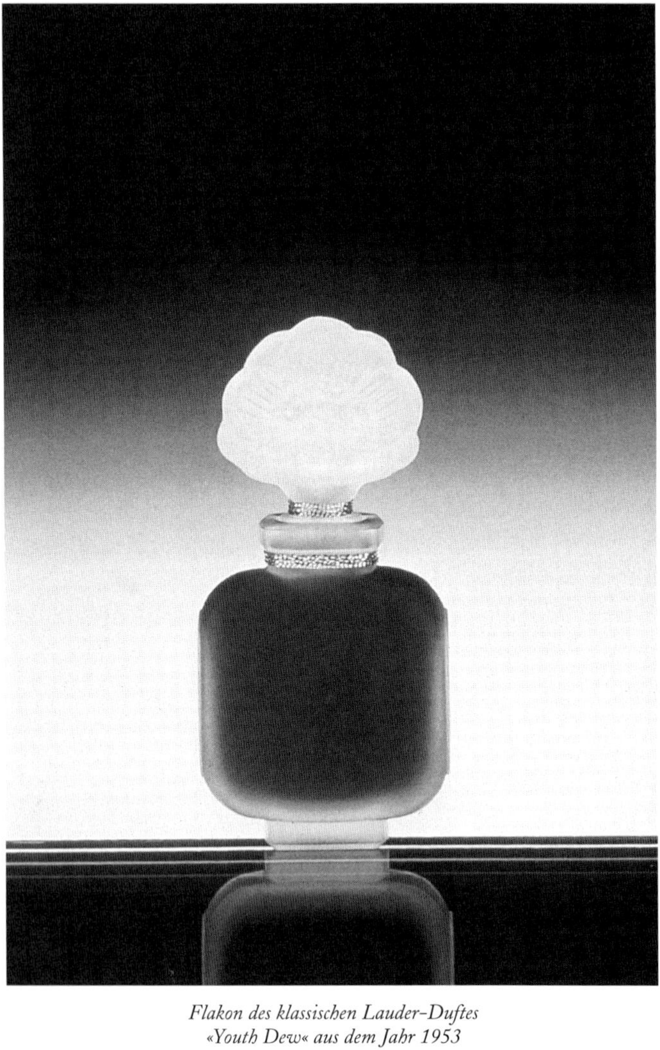

Flakon des klassischen Lauder-Duftes
»Youth Dew« aus dem Jahr 1953

Elizabeth Arden
Probleme mit ihren Designern

Ardens Designer Castillo muß gehen – und das auf dem Höhepunkt seiner Popularität. Aber schließlich hat er selber schuld! Nichts geht Elizabeth über ihre »Mädchen«, und mit einer von ihnen hat er sich angelegt. Später sollte sie diesen Schritt bereuen, aber erst einmal mußte schnell Ersatz gefunden werden. Eben aus Italien zurück, ahnt sie mit dem ihr eigenen Instinkt für kommende Trends, daß Mailand in Kürze Paris den Rang als Mode-Metropole ablaufen wird. Bald weiß jeder, daß sie nach einem italienischen Designer sucht. Ihre Freundin Carmel Snow, damals *Vogue*-Chefin, findet ihn 1951 für sie in Florenz, Graf Ferdinando Sarmi, der dort für Fabiani arbeitet. Als er in New York eintrifft, spricht er kein Wort Englisch, lernt aber schnell die drei wichtigsten: »Yes, Miss Arden.« Als sich sein Englisch verbessert, wird der gutaussehende, umgängliche Graf bald auch ihr ständiger Begleiter auf dem gesellschaftlichen Parkett. Eher notgedrungen als willig, aber Elizabeth sieht das fast als Bonus für jeden ihrer Designer.

1952 berichtet die Schauspielerin Anneliese Uhlen in der Wochenzeitung *Welt am Sonntag* von ihren Erlebnissen im verglasten Arden-Hollywood-Salon auf dem Sunset Strip. »Einmal wollte ich auch die kosmetische Gesamtbehandlung probieren, die Elizabeth Arden ›Die große Chance‹ nannte ... Mit Entsetzen sieht sich der Neuling in der Kammer der elektrischen Massageapparate um, denen er als erstes hilflos ausgeliefert wird, und läßt sich resigniert in eines der Gestelle schnallen. Ein leichter Hebeldruck setzt alsbald ganze Reihen harter, kleiner Punktroller in Bewegung, die über all jene Körperteile rollen, für die die Mode keine Toleranzen kennt. Als nächstes erwartet einen ein Polstersessel mit verstellbaren Armlehnen und beweglicher Fußbank. Er sieht ganz harmlos und gemütlich aus, ehe er elektrisch in so teuflische Vibrationen versetzt wird, daß einem das Blut zu Kopf steigt und die Ohren sausen. ... Das gleiche gilt für die nächstfolgende Massage, die nicht von Apparaten, sondern von den kräftigen Fingern der Masseuse durchgeführt wird. Wer sich auch dann noch nicht entspannt zeigt, wird einfach unter Dampf gesetzt, und zwar in einer höchst patenten Badewanne mit Reißverschluß. Abwechselnd kalte und warme duftende Wassergüsse tun ein übriges, um die Muskeln zu lockern und die Poren zu lösen. Allmählich fängt man an, sich wohlzufühlen und sich seelisch auf den Auftritt des einzigen Mannes im Hause, auf den Friseur Monsieur Gabriel, vorzubereiten ... Fingerfertig türmt er mein zerzaustes Haar zu einer Probefrisur auf, wäscht und spült und traktiert es mit unzähligen Arden-Erzeugnissen ›speziell für Ihren Fall‹ ... Aber nun ist es soweit. Der tiefe Lehnsessel wird hintenüber gekippt, so daß ich mit dem Kopf tiefer als mit den Füßen liege, und schon ›ohrfeigt‹ mir die Gesichtsdame den ersten Klumpen Arden-Creme ins erschrockene Gesicht, während meine Augen unter mit Arden-Augenwasser getränkten Wattebäuschen der Ruhe pflegen ... Nach der warmen Gesichtsmaske bin ich endlich bereit für das große Make-up. Eine duftende Farbenskala bereitet sich vor mir aus, und schließlich sieht mich ein fremdes, aber nicht uninteressantes Gesicht aus Elizabeth Ardens Spiegel verwundert an ... Es gefällt mir sogar ...«

Sie hat Glück, daß die Chefin nicht persönlich im Salon vorbeischaut. Es machte ihr diebischen Spaß, die Damen aufzuscheuchen und sie, vor ihren kritischen Augen, einen Kopfstand machen zu lassen. Das sei gut für den Kreislauf, erklärt sie dann den verblüfften und oftmals recht aufgebrachten Kundinnen. Sie selbst machte diese Übung jeden Morgen bis ins hohe Alter. »Ich denke, jede Frau sollte früh aufstehen – ich stehe um 7.30 Uhr auf – vernünftig essen und regelmäßig Gymnastik machen. Niemand ist zu beschäftigt dafür!« sagt sie der Zeitschrift *Reveille* 1958 und fügt hinzu: »Man kann das Leben nur genießen, wenn man gesund und vital ist. Ich liebe die Kombination von Sellerie- und Karotten-Saft. Die besten Gemüse kommen frisch aus dem Garten. Ich trinke als letztes am Abend gern einen Kräutertee, liebe Minze- und Erdbeertees.«

Miss Arden wirbt 1953 in ihren Anzeigen mit Niederlassungen in New York, London, Paris, Zürich und Rom. Düsseldorf und Hamburg erscheinen nicht, obwohl sie dort Salons betreibt. Vielleicht klingen die Namen nicht glamourös genug? Am 24. August 1950, so der Handelsregisterauszug in Berlin, »ist durch Gesellschafterbeschluß der Sitz der Gesellschaft nach Köln verlegt«. In Konstanz am Bodensee sitzt bereits 1951 wieder der Alleinvertrieb Elizabeth Arden GmbH, der Deutschland, die Schweiz und Italien als Auslieferungslager mit allen Produkten versorgt. Die Züricher Fabrik stellt die Produkte für Deutschland her. 1954 werden die Verkaufsabteilung, die Werbe- und Presseabteilung und der Trainingsbereich für die Kosmetikerinnen nach Düsseldorf verlegt.

Im selben Jahr verüben ausgesprochene (Kosmetik-)Dilettanten einen Einbruch in die Räume der Generalverwaltung in der Fifth Avenue. Obwohl sie die halbe Nacht lang alles durchwühlen, nehmen sie nur einige hundert Dollar aus der Kasse mit. Ohne zu ahnen, daß sich gleich nebenan Rosenöl im Wert von mehreren hunderttausend Dollar befindet.

Kurz vor Weihnachten 1956 eröffnet Elizabeth Arden in New York einen Laden nur für Männer, der neben ihrer neuen Linie für Männer-Kosmetik auch hübsche Kleinigkeiten anbietet, die Männer ihren Frauen schenken können. Zwar ist ihr Rubinstein mit dieser Idee einige Jahre zuvorgekommen, doch kann Miss Arden ein paar der Kunden anlocken, die mit der Schließung des Gourielli-Shops heimatlos geworden sind.

Ebenso wie Rubinstein und Lauder liebt Miss Arden es, Immobilien ihr eigen zu nennen. 1957 hat sie die Qual der Wahl zwischen einem Cottage in Belmont, New York, ihrer Penthouse-Wohnung in Manhattan, einem Haus in Lexington, Kentucky, und den zwei Maine Chance-Farmen. Rubinstein, mit ihren frühen Verbindungen zu Australien und Europa, war schon immer mehr eine internationale Person, mit Wohnungen auch in London und Paris. Arden und Lauder dagegen beschränken sich weitgehend auf das heimische Amerika. Miss Arden soll sich, ein paar Jahre vor ihrem Tod, noch ein kleines Schloß in Irland, in der Nähe von Dublin, zulegen.

Das Lexington-Anwesen, immerhin 3000 Hektar groß, kauft Elizabeth ein paar Jahre nach dem Derby-Sieg, um ihren Pferden endlich ein eigenes Heim bieten zu können. Endlich gibt es auch eine Maine Chance-Pferdefarm. 1957 bricht erneut ein Feuer in einer der großen Scheunen aus, das dritte. »Darauf habe ich gewartet«, sagt die abergläubische Elizabeth, »jetzt hat die Anspannung ein Ende.« Diesmal können zum Glück alle zwanzig Pferde gerettet werden.

Im Mai 1957 besucht ihre Schwester Gladys, inzwischen 77 Jahre alt, seit vielen Jahren wieder einmal Deutschland. Der letzte Besuch liegt über 20 Jahre zurück. In einem Interview mit der *Münchner Abendzeitung* äußert sie sich anerkennend über die Fortschritte der deutschen Frau im Vergleich zu damals. »Überall höre ich einen Schrei nach Schönheit. Die Frauen wollen länger schön und länger gesund sein, und sie wollen länger leben … Einen Mann zu bekommen, ist nicht so schwer – aber ihn zu behalten, festzuhalten, wenn man älter wird, das ist viel schwieriger, und das ist ein weiterer Grund, der die Frauen zur Schönheitspflege zwingt. Ich habe den Eindruck, daß die deutschen Frauen auch diesen wichtigen Grund erkannt haben.« Stolz erwähnt sie, daß unter den bekanntesten amerikanischen Firmen die ihrer Schwester den zweiten Platz einnimmt – gleich hinter den Singer-Nähmaschinen und vor den großen Auto-Marken. Coca-Cola zählt augenscheinlich nicht.

Während Gladys sich um die Geschäfte kümmert, hat Elizabeth Zeit für ihr Hobby und ihre Leidenschaft. Mit »Tempest« tritt Mrs. Graham am 5. Juni 1957 beim Epsom-Derby in England an. Vielleicht ist es sogar das Pferd, das sie im Dezember 1954 in London bei einer Jährlings-Auktion für 200 000 Mark erstanden hat. Das zehn Monate alte Fohlen war zwar nicht ihr Wunschkandidat, ein anderer Käufer überbot sie, aber »es hat mich mit so einem wundervollen Blick angesehen«. Sie kaufte Pferde stets nach dem Ausdruck der Augen, sprach von ihnen nur als »meinen Babys«, und selbstverständlich verlangte sie stets »bestes Blut«.

Elizabeth zählt Mamie Eisenhower, die Ehefrau des ehemaligen amerikanischen Präsidenten General »Ike« Eisenhower, zu ihren Stammgästen in der Maine Chance-Farm. 1952 und 1956 brilliert Miss Arden als Gastgeberin großer Partys während der nationalen Zusammenkünfte der Republikaner. 1952 löst Eisenhower Harry Truman als Präsidenten ab, 1956 wird er für eine weitere Amtszeit wiedergewählt.

Anfang 1958 aber befindet sich Miss Arden in Florida, um ihr favorisiertes Rennpferd »Jewel's Reward« siegen zu sehen, berichtet der *Spiegel*. Auf der Maine Chance-Farm bezieht unterdessen Mamie Eisenhower mit Schwester und Freundin einen für sie reservierten Bungalow, während ihr Ehemann Ike den ersten Golfball auf dem Gelände des Paradise Valley Golf Club schlägt. Sie sind im Präsidenten-Flugzeug angereist. Bei der Rückkehr nach Washington am selben Abend bläst dem Präsidenten scharfer Wind ins Gesicht. Der Abstecher in das Millionärs-Sanatorium im Augenblick tiefer nationaler Unruhe über den Konjunkturrückschlag ging für den Geschmack des amerikanischen Normalverbrauchers zu weit. Miss Arden wird über soviel Kleingeistigkeit sicher nur mit den Schultern gezuckt haben.

1959 feuert Miss Arden ihren Designer Sarmi. Ihr sind Gerüchte zu Ohren gekommen, daß er ein eigenes Geschäft plant. Er muß den Salon innerhalb von fünf Minuten verlassen, ohne die Chance zu bekommen, überhaupt etwas zu seiner Verteidigung zu sagen.

Pferde sind bald das einzige Thema, über das sie sprechen will. »Ich nehme nie Urlaub. Ich entspanne mich am besten in meinen Ställen.« Bei einem Besuch 1959 in Zürich erzählt sie, eines ihrer Pferde, »Jewel's Reward«, habe ihr im letzten Jahr eine Fingerkuppe abgebissen – versehentlich natürlich. Während der Stallbursche den Übeltäter sofort bestrafen will, läßt Miss Arden das nicht zu und streichelt das Tier. »Es war wohl mein Fehler.« Auch die Rivalin Rubinstein hörte von diesem Vorfall. »Und wie geht es dem Pferd?« soll sie sich süffisant erkundigt haben. Nun, sechs Monate später geht der Fingerkuppen-Gourmet an einer Kolik zugrunde.

Estée Lauder
Mit »Youth Dew« in die Oberliga

Die harte Arbeit und die vielen Reisen quer durch das große Land beginnen sich auszuzahlen. Die Frage stellt sich, warum Estée all diese Strapazen auf sich nahm, statt wie Arden und Rubinstein einen eigenen Salon zu eröffnen. Ihre Antwort: »Ich wollte meine Produkte so vielen Frauen wie möglich zugänglich machen, deshalb beschloß ich, sie in hochklassigen Kaufhäusern weltweit unterzubringen statt in einem eigenen Geschäft. Ich liebte das Reisen und die Zusammenkünfte mit den unterschiedlichen Kunden überall auf der Welt, ebenso wie mit den Einzelhändlern. Schließlich basierte mein Anfangserfolg gänzlich auf dem guten Verhältnis, das ich zu ihnen entwickelte, das ich ausbaute und unterhielt.« Vielleicht aber sah sie hier ihre Nische, einen Weg, sich abzusetzen, statt in Konkurrenz zu treten mit den bereits fest etablierten und gut über den Globus verteilten Salons von Arden und Rubinstein

Anfang der fünfziger Jahre findet sich Lauder-Ware in fast allen Filialen der Prestige-Kaufhäuser Amerikas, wie Bonwit Teller, Neiman Marcus, I. Magnin und Marshall Field. Stanley Marcus, 1950 Präsident von Neiman Marcus, erinnert sich genau, wie Estée eines späten Nachmittags bei ihm vorsprach mit den Worten: »Ich bin Estée Lauder, und ich habe die herrlichsten Schönheits-Produkte der Welt, die unbedingt in Ihrem Kaufhaus zu haben sein müssen.« Neiman Marcus führte bereits Arden, Monteil und Charles of the Ritz. Er sah keinen Grund, eine weitere Linie aufzunehmen. Als er ihr rät, beim Verkaufs-Manager vorzusprechen, erwidert sie nur: »Das habe ich bereits getan. Er sagte, ich solle an einem anderen Tag wiederkommen. Aber, Mr. Marcus, dafür habe ich keine Zeit, weil meine Produkte sofort in Ihrem Geschäft erhältlich sein müssen.« Er gibt sich geschlagen. »Sie wußte genau, was sie wollte – und war dabei trotzdem so charmant und reizend. Es war leichter, ja zu Estée zu sagen als nein.«

Im Jahr 1953 bringt Estée das ambralastige »Youth Dew« auf den Markt, das laut Leonard Lauder die höchste Duftkonzentration enthält, die jemals in einem Produkt enthalten war. Das neue Badeöl wird ein Hit – und zwar für sehr lange Zeit. Genauso hartnäckig setzt es sich auch auf der Haut fest. Die Frauen baden einmal darin und sind für den Rest des Tages in eine wohlriechende Wolke gehüllt. Viele berühmte Frauen erklären es zu ihrem Lieblingsduft, Filmstars wie die heute vergessene exzentrische Dolores del Rio und die unvergessene Joan Crawford, die Verkörperung von Startum, die »movie queen«. Sie fing angeblich ihren Mann, Mr. Pepsi-Cola, damit ein. Später wird »Youth Dew« für die Herzogin von Windsor »der einzige Duft, den der Herzog an mir mag«.

Doch so einfach, wie es klingt, war es auch diesmal nicht. Estée hatte sich immer wieder gewundert über die vielen ungeöffneten Parfumflaschen auf den Frisierkommoden vieler Frauen. Warum nur, fragte sie sich, heben sie den Duft auf für einen ganz speziellen Anlaß? Sie nahm sich vor, einen Duft zu kreieren, den Frauen ohne Zögern jeden Tag benutzen und auch selbst kaufen würden. Viele Jahre schon hat sie ein ganz bestimmtes Parfum in der Nase, das ihr Onkel einst für eine russische Prinzessin geschaffen hatte und das auch ihre Mutter benutzte. So ganz gefällt es ihr aber nicht. »Monatelang arbeitete ich daran. Ich kaufte Essenzen und Dutzende kleiner Flaschen. Ich experimentierte und experimentierte, bis ich einen Duft fand, der mir ungeheuer gefiel. Er war warm, er verbreitete sich gut, was heißt, daß er sich leicht mit Haut und Wasser vermischen würde. Das letztere war wesentlich für meine Idee«, erinnert sie sich an den Schöpfungs-Prozeß. »... Ein Badeöl und gleichzeitig ein Haut-Parfum. Das wurde akzeptiert. Ein Bad zu nehmen ist feminin, durch und durch amerikanisch, und auch das nette Mädchen von nebenan tut es, nicht wahr?...« Sie macht den Duft leicht zugänglich, verschließt ihn nicht, wie die französischen Parfümeure, mit Kappen, gefesselt von schwer zu öffnenden Siegeln oder Goldfäden.

1953, im Jahr seiner Einführung, setzt »Youth Dew« ganze 50000 Dollar um, dreißig Jahre später, 1984, die ungeheure Summe von über 150 Millionen Dollar. Leonard Lauder erinnert sich: »Der Duft meiner Kindheit hieß ›Youth Dew‹ ... Es war einfach wundervoll. Viel später entwickelte sie daraus ein Parfum, und immer, wenn ich daran rieche, falle ich in meine Kindheit zurück.«

Neben Frankreich hat nun auch Amerika eine »Nase«: Mrs. Lauder, die Coco Chanel zitiert: »Parfum ist das unsichtbare, aber unverzichtbare, ultimative Mode-Accessoire. Es verkündet die Ankunft einer Frau und verlängert ihren Abschied.«

Es soll fünfzehn lange Jahre dauern, bis Mrs. Lauder bereit ist, den nächsten Duft auf den Markt zu bringen. In dieser Zeit trainiert und verfeinert sie ihre Sinne, vervollständigt ihr Wissen über die vielfältigen Möglichkeiten des Parfums. Bald ist klar, daß bei der Herstellung neuer Duftmischungen große Vorsicht walten muß. Ihre Konkurrenten sind überall, kopieren sie lieber, als sich etwas eigenes auszudenken. So werden die Duft-Phiolen nur mit Nummern oder Buchstaben gekennzeichnet, die für Außenstehende rätselhaft bleiben. Außerdem, und das ist bis heute so, werden 95–98 Prozent eines neuen Duftes nach dem Lauder-Rezept in der Fabrik zusammengemixt. Die letzten geheimen Prozente aber darf nur ein Mitglied der Familie hinzufügen. So ist sichergestellt, daß niemand den Duft kopieren kann.

Im Kopieren ist, nach Meinung von Estée Lauder, Charles Revson einer der ganz Großen. In ihrem Buch schreibt sie über ihn: »… Wir hatten Freunde, die uns erzählten, daß allein seine Instrumente unglaublich seien, ganz abgesehen von der Technologie, die nötig war, sie zu bedienen. In seinem Labor in der Bronx benutzte er ein Spektrometer, um die Farben von Mitbewerbern zu analysieren. Er hatte eine Infrarot- und eine Ultraviolett-Version und ein Atomabsorptions-Spektrometer. Er ließ nicht nur unsere Farben analysieren, sondern auch gleich noch unsere Düfte und deren Behälter. In der Tat kopierte er uns so sehr, daß ich zugeben muß, daß mir etwas fehlte, als er starb – die leichte Freude, eine Spur von Selbstzufriedenheit. Es ist irritierend, Mitbewerber dicht auf den Fersen zu haben, aber es ist gleichzeitig auch schmeichelhaft und stimulierend.« Einige Beispiele für Revsons »Einfälle«: auf den Duft »Estée« folgt sein »Charlie«. Exklusiv-Model Karen Graham kontert er mit Model Lauren Hutton, die mit der Zahnlücke, Lauders Geschenk zum Einkauf ebenfalls mit einem Geschenk zum Einkauf. Auf »Clinique« folgt Revlons »Etherea«, auf die Männer-Linie »Aramis« sein »Braggi«.

Ein einziges Mal kontert Estée, nur um ihn wissen zu lassen, daß auch sie seine Geheimnisse ausspionieren kann – wenn sie es denn wollte. Für die Clinique-Anzeigen benutzt sie die Begriffe, die er wenig später für sein »Etherea« geplant hat, wie z. B. »personal skin index« und »biologically correct«. Außerdem sind einige der exakten Formulierungen enthalten, die Revson in einem geheimen Memo seinen Top-Leuten hat zukommen lassen. Estée konnte es für angebliche 5000 Dollar »erwerben«.

Der grandiose Erfolg von »Youth Dew« erlaubt es der vierköpfigen Familie Lauder 1955, in ein Haus in 13 East Seventyseventh Street zu ziehen, ihr erstes eigenes Heim. Drei Jahre später tritt Leonard offiziell in die Firma Lauder ein. Er hat gerade seine Zeit bei der Marine beendet, wo er drei Jahre als Versorgungsoffizier auf einem Flugzeugträger gedient hat.

Mit seinen vierundzwanzig Jahren stottert Leonard immer noch und ist kein Ausbund an modischer Eleganz. Gegen das Stottern bekommt er Spezial-Unterricht, so daß er es bald ganz überwindet, und der Geschäftsführer, Robert Nielson, erhält von Estée den Auftrag, Leonard in Kleidungsfragen zu unterrichten. Zu dieser Zeit erhält Estée ein Angebot von Fabergé für ihre Firma über eine Million Dollar, das sie kühl ablehnt.

Der elf Jahre jüngere Ronald geht noch zur Schule, läßt sich aber ab und zu in der Firma blicken. Während Estée ihren Sohn Leonard nervös macht, besteht zwischen Ronald und ihr ein besonderes und enges Verhältnis. Auch in ihrer Biographie wird Ronald, »mein Liebling«, über den grünen Klee gelobt, während Leonard eher als Pflichtübung mit dem ihm zustehenden Lob bedacht wird.

Im Privatleben hat Leonard mehr Glück. 1959 heiratet er die Lehrerin Evelyn Hauser. Die Eltern, Flüchtlinge aus Österreich, besitzen einen Laden für Miederwaren in Manhattan. Die attraktive, kluge, dunkelhaarige gebürtige Wienerin ist kaum mit ihrem ersten Kind schwanger, als sie bereits in der Firma am Telephon aushilft. Später denkt sie amüsiert daran zurück, wie sie den Eindruck erweckte, die Firma Lauder bestünde aus mehr als nur zwei Räumen und zwölf Angestellten.

Doch schon bald zieht die Firma um in größere Räumlichkeiten. Das Hauptquartier befindet sich jetzt im zweiten Stock der Nummer 666 Fifth Avenue. Estée hat Höhenangst, steigt ungern in Aufzüge und Flugzeuge. Leonard, der zur Freude von Estée die

Firma fest im Griff hat, kann seine Mutter schon bald überreden, es »international« zu versuchen.

Mit der ihr eigenen Überzeugungskraft, der Hilfe von Modezeitschriften wie *Queen* und *Harper's Bazaar* und wiederholten Besuchen bei der sehr unwilligen Einkäuferin von Harrods in London schafft sie es endlich, nach fast zwei Jahren, 1960 einen Stand in dieser englischen Institution zu bekommen.

Selbst Paris, die Stadt der Düfte, kann sich ihr nicht länger verschließen, nachdem sie »versehentlich« etwas von ihrem wohlriechenden »Youth Dew« auf den Boden des Kaufhauses Galeries Lafayettes verschüttet hat.

In Belgien eröffnet sie eine Fabrik. Kanada und Italien folgen. 1967 ist Österreich als letztes europäisches Land an der Reihe, mit Sitz in Wien. Der ferne Osten, an erster Stelle Japan, wird durch den Deutschen Fred Langhammer 1975 für Lauder erobert. »Natürlich spricht er fließend Japanisch.« Er ist immer noch bei Lauder, inzwischen als Präsident und Generalbevollmächtigter der Estée Lauder Companies Inc. Das Netz ist gespannt.

Die Jahre 1960–1970

Die wilden Sechziger – der Farbrausch

Helena Rubinstein
»Mit Schönheit eins der größten Vermögen der Welt verdient«

Elizabeth Arden
Der letzte Salon

Estée Lauder
Das Familien-Imperium

Die wilden Sechziger – der Farbrausch

Das Leben hat sich vollends normalisiert, die Wirtschaft boomt, Geld ist vorhanden und kann ausgegeben werden. Die Kosmetik-Industrie verlockt mit großen Versprechungen allerorten mit ihren Cremes, Wässerchen und Masken, wirbt nun auch abends im »Flimmerkasten«, dem Farbfernsehen. Und die Frauen folgen nur zu bereitwillig, geben ihr selbstverdientes Geld für Mode, Make-up und Pflege aus. Der »Industrieverband Körperpflege und Waschmittel e. V.« (IKW) zählt 1971 »Avon, Revlon, Rubinstein und Arden zu den bedeutenden amerikanischen Unternehmen auf dem deutschen Kosmetikmarkt ... Man kann davon ausgehen, daß der Markt für Körperpflegemittel weiterhin expansiv bleiben wird. Doch liegt die Bundesrepublik mit dem stark von 32 DM im Jahre 1949 auf 70 DM gestiegenen Pro-Kopf-Verbrauch im Jahre 1971 noch weit hinter den USA und Frankreich zurück.«

Die »Deutsche Gesellschaft für Fettwissenschaft« hat gemeinsam mit Chemikern und Dermatologen Empfehlungen für Verträglichkeitsprüfungen ausgearbeitet, nach denen sich auch die namhaften Kosmetikfirmen richten.

In Deutschland sind die Meinungen zum Make-up jedoch noch gespalten: Die einen gehen schon ganz selbstverständlich mit der

Schminke um, hantieren mit falschen Wimpern und Rouge, während die anderen sich noch heftig dagegen wehren. Noch 1967 widmet sich ein ausführlicher Artikel in *Die moderne Frau* (vorher *Film und Frau*) dem Thema: Ist Schminken schädlich?, in dem lang und breit ein Arzt zu diesem Thema befragt wird, der die Frage verkaufsfördernd verneint. Doch zieht immerhin gerade in diesem Jahr eine junge Verkäuferin vor Gericht, die sich dem Wunsch ihres Chefs verweigert hatte, Make-up aufzulegen. Das Gericht will einen Vergleich, sie kündigt daraufhin lieber, als sich »anzumalen«. Doch hat der farbige Lidschatten, abgestimmt auf Augen- oder Kleiderfarbe, längst die Herzen der Frauen gewonnen, ebenso wie Puder und Rouge. Die breiten Augenbrauen sind jetzt wieder den schmaleren gewichen, die nur leicht korrigiert werden.

Bei den Frisuren bleiben die Kurzhaarschnitte aktuell, werden ergänzt um den kinnlangen Schnitt eines noch ganz unbekannten Friseurs. Der Engländer Vidal Sassoon erfindet 1963 den »Classic Bob«, dessen perfekter Sitz weder auf Lockenwicklern noch auf Toupieren beruht, sondern nur auf dem Schnitt.

Daneben aber existiert friedlich das lange Haar. Vorbild und Idol für die Jugend der Sechziger war der französische Filmstar Brigitte Bardot. So wie sie, mit kunstvoll unfrisierter Löwenmähne, wollten unzählige junge Mädchen aussehen. Oft wird der Oberkopf toupiert, die Haare aus der Stirn nach hinten gebürstet und alles mit viel Haarspray zum unbeweglichen Kunstwerk, dem »Bienenkorb«, fixiert. Die Qualen des abendlichen Ausbürstens werden vielen noch in leidvoller Erinnerung sein. Vielleicht war das der Grund für den sogenannten »Trend zur Zweitfrisur«, der praktischen Perücke. Es gab wohl kaum eine modebewußte Frau, die nicht mindestens eine Perücke ihr eigen nannte. Manche verfügte gar über eine ganze Kollektion – eine für jeden Anlaß. Die Perücken-Industrie, bisher eher auf Haarteile beschränkt, erlebt einen überraschenden Aufschwung.

In den sechziger Jahren findet eine der größten Revolutionen der Modegeschichte statt: Schlaghosen, Hippie-Look und der Minirock. Seine Erfinderin, die Engländerin Mary Quant, befindet 1964, daß der Rock 10 Zentimeter über dem Knie zu enden habe. Ein Dauerbrenner, der, vielfach abgewandelt, aus der Mode nicht mehr wegzudenken ist. »Op-art« mit seinen streng geometrischen Mustern, die bei längerem Hinsehen vor den Augen verschwimmen, der »Courrèges-Stil« des französischen Mode-Designers mit seinen Streifen und Diagonalen in Schwarzweiß, Häkelkleider, die plakativen Applikationen und die knallige Farbigkeit der »Pop-art« sind Modeeinfälle in erster Linie für die junge Generation.

Die Älteren schwärmen von Dior und Chanel, die den Minirock verabscheute: »Ich kenne keinen Mann, der die kurzen Röcke schön findet … Keine Frau hat wirklich schöne Knie.« Hosenanzüge begeistern Jung und Alt. Von der chemischen Industrie neu entwickelte, preiswerte Stoffe wie Popeline und Jersey und pflegeleichte Kunstfasern erlauben neue Spielarten der Mode, aber auch Kleider von der Stange, die langsam die selbstgeschneiderten Modelle ablösen. Mitte der sechziger Jahre kommt auch das Ende der Mode als Diktat. Jeder Frau ihre Rocklänge – von Mini über Midi bis Maxi ist alles erlaubt. Ebenso wie bei der Form der Schuhe und der Höhe der Absätze.

Mit der Großzügigkeit in der Mode geht auch die Großzügigkeit in der Liebe einher. Die »Pille« bringt die sexuelle Freiheit und (fast) das Ende einer frauenfeindlichen Moral. Sinnlich-warme Düfte wie »Câline« (Zärtlich/Patou) und »Imprévu« (Unvorhergesehen/Patou) sind Ausdruck dieses neuen Lebensgefühls.

Helena Rubinstein
»Mit Schönheit eins der größten Vermögen der Welt verdient«

Obwohl inzwischen über 90 Jahre alt, kann Helena Rubinstein das Reisen nicht lassen. Im Jahre 1960 beschließt sie, sich ein Domizil in London zuzulegen. In der Stadt, mit der sie so viele glückliche Erinnerungen verbindet, die an ihren ersten Salon, ihre erste Ehe mit Titus, an die Geburt der beiden Söhne – und die sie als Modezentrum für wichtiger hält als Paris. Nach langem Suchen entdeckt sie ein kleines Haus im eleganten Knightsbridge, mit einer gedeckten Dachterrasse voller Ziersträucher, von wo sie gern über den Hyde Park blickt.

1961 kommt sie wiederum nach Deutschland, diesmal aber in Sachen Kunst. Im Lenbach-Palais in München überreicht sie persönlich die 20 000 Mark an den Gewinner des Helena-Rubinstein-Preises. Das Thema: »Die Frau im modernen Leben«. 1300 Künstler (erwartet hatte man nicht mehr als 300) haben sich damit beschäftigt. Das Ergebnis ist nicht ganz im Sinne Helenas: »Ehrlich gesagt, ich bin schon ein wenig traurig. Ich habe nicht gewußt, daß die deutschen Maler nur negativ, nur pessimistisch sind. Ein wenig Optimismus, so wie ein kleines Licht, das hätte ich schon erwartet.« Sie rückt damit auch von der Jury ab, denn nur die preisgekrönten Werke und die in unmittelbarer Nähe hängenden strömen den modischen Pessimismus aus.

In ihren letzten Jahren finden die Geschäftsbesprechungen meist in ihrem Schlafzimmer in New York statt, da die Ärzte darauf bestehen, »daß ich jede Woche ein paar Vormittage im Bett verbringe«. Die scheinbar immer kleiner werdende Frau thront, von Kissen gestützt, in ihrem Plexiglasbett, das am Kopf- und Fußende elektrisch aufleuchtet. »Ich finde es noch immer etwas überwältigend, aber andererseits haben mich ausgefallene Betten von jeher fasziniert, muß ich gestehen.«

Im April 1964 besucht die *Stern*-Kolumnistin Sybille Helena Rubinstein in ihrer Pariser Penthouse-Wohnung, die Helena erst zwei Jahre zuvor hatte neu dekorieren lassen. Sie beschreibt sie so: »Die Frau in dem kostbaren Gobelinstuhl sieht aus wie ein Buddha. Sie sitzt mir gegenüber, sehr aufrecht, den kurzen, plumpen Körper in einen kostbaren Sack von Dior gekleidet, ein Juwel von Kleid aus Perlen und gestickten Blumen. An ihren kleinen weißen Fingern stecken Saphire groß wie Pflaumen, Perlenschnüre um den Hals bis zum Kinn. Erstaunlich viel dunkles Haar, straff aus dem Gesicht gekämmt, gerougte Wangen, warme, wache Augen – eine Frau, die wohl nie die ideale Schönheit war, aber mit Schönheit eines der größten Vermögen der Welt verdiente …«

In dieser Wohnung schläft sie in einem Holzbett, das Napoleon III. für die Kaiserin Eugenie hatte anfertigen lassen, mit Perlmuttintarsien. »Artchil verabscheute dieses Prunkstück … Einmal erwischte ich ihn dabei, wie er die Perlmutteinlagen herausbohrte. Gegen meine Empörung verteidigte er sich hartnäckig: ›Ich wollte nur, daß es gemütlicher aussieht.‹«

Am Morgen des 21. Mai 1964 wird sie in ihrer Wohnung von drei maskierten Männern überfallen. Sie haben sich hinter Blumen verschanzt Eintritt verschafft, den Butler, das Mädchen und die Sekretärin gefesselt und geknebelt. Sie bedrohen Helena, die gerade im Bett frühstückt, mit Pistolen und verlangen ihren Safeschlüssel. Sie bleibt kühl und gefaßt. »Ich bin eine alte Frau, Sie können mich töten. Aber ich werde es nicht zulassen, daß Sie mich berauben. Und jetzt raus mit Ihnen«, soll sie O'Higgins zufolge gesagt haben. Die Männer sind unschlüssig, wissen, daß ihnen die Zeit davonläuft. Einer von ihnen zerrt sie aus dem Bett, fesselt sie mit ihren eigenen Bettüchern an einen Stuhl, dann machen sie sich mit ganzen 100 Dollar aus dem Staub. Es wird nie aufgeklärt, wer die drei waren. »Erst einige Tage später wurde ich mir meiner Tollkühnheit bewußt, und nachträglich zitterte ich vor Angst.«

In den Monaten, die ihr noch bleiben, fällt es ihr immer schwerer, morgens aufzustehen, am täglichen Leben teilzunehmen. Das Licht-Bett ist durch ein Krankenbett mit Sauerstoffzelt ersetzt worden. Nichts scheint sie mehr zu interessieren, sie ergänzt immer wieder ihr Testament.

Am 1. April 1965 stirbt Helena Rubinstein im hohen Alter von 94 Jahren in einem New Yorker Hospital, nach zwei kleineren Schlaganfällen und einer massiven Thrombose. Nur ein paar Tage vorher, am 28. März, hat sie ihr Buch *Ein Leben für Kunst und Schönheit*, fertiggestellt. Sehr wahrscheinlich, daß Pat O'Higgins ihr dabei zur Hand gegangen ist. In diesem Buch schreibt sie über das Sterben: »Der Tod, wenn ich an ihn denke, ängstigt mich nicht mehr und nicht weniger als jeden Menschen meines Alters. Das Leben hat mich von jeher so beschäftigt, daß ich mir schwer vorstellen kann, was danach kommen wird. Ich kann nicht behaupten, daß ich religiöse Neigungen gehabt hätte, aber auf meine Weise glaube ich doch daran, daß die Taten in dieser Welt irgendwie in der anderen Welt bewertet werden. Belohnt? Bestraft? Das sind schwerwiegende Worte, und ich bin zu alt, um nur damit zu spielen.«

Die Trauerfeier dauert nur eine Stunde. Nichte Mala aber sorgt dafür, daß der Öffentlichkeit die Gelegenheit geboten wird, am offenen Sarg der »Kaiserin« in ihrem schönsten Kleid und großartigsten Schmuck die letzte Ehre zu erweisen. In drei Tagen nehmen 6000 Menschen Abschied von Helena Rubinstein.

Im Mai-Heft von *Madame* schreibt Mitarbeiterin Hilde Lefèvre einen Nachruf: »… Unvorstellbar, daß wir die kleine Frau, unsere Freundin, die uns in ihrem Haus mit staksigen Schrittchen entgegenkam, nicht wiedersehen werden, das straff zurückgekämmte schwarze Haar, der forschende Blick der goldkäferbraunen Augen, das freundliche Lächeln – das Kleid aus prunkvollem Stoff, rubinrot, goldgelb, oder mit Perlenstickerei, der schwere byzantinische Schmuck – der warme Händedruck, die einfachen Worte ohne Society-Schmus – nie mehr … Ich habe noch einen Brief in der Tasche, von Madame eigenhändig unterzeichnet. Sie sagt, daß sie im Juli nach Berlin kommen will.«

Madame hinterläßt eine Menge Geld. Doch das wird, nebst ein paar Schmuckstücken und Kunstwerken, sehr sparsam unter den Hinterbliebenen aufgeteilt. Ihr Testament nennt einige hundert Begünstigte, denen ganz unterschiedliche Summen zuteil werden. Ihre Nichte Mala Rubinstein erhält die lächerliche Summe von 5000 Dollar Jahreseinkommen – und ein paar sehr schöne Schmuckstücke. Nicht ganz ohne Berechnung von Madames Seite. Mit einer größeren Summe hätte Mala sich vielleicht zur Ruhe gesetzt. Doch das ist nicht in Madames Sinn, sie will, daß Mala weiterarbeitet. Schließlich hat sie selbst 70 Jahre lang hart am Aufbau ihrer Firma gearbeitet, die, nach ihrem Willen, noch 300 Jahre weiterexistieren soll. Ihre Nichte beugt sich. »Man konnte ihr kein besseres Denkmal setzen, als ihr Lebenswerk im Dienste der Schönheit fortzuführen«, schreibt sie in ihrem Buch. Allerdings beschränkten sich ihre Aufgaben auf Repräsentationspflichten. »Sie war eine wirkliche Lady«, beschreibt sie die ehemalige PR-Chefin von Rubinstein, Dörte Münster. »Ich traf sie das letzte Mal bei der Einführung des Duftes ›Barynia‹ im Jahr 1984. Da war sie bereits 72 Jahre alt, sah aber immer noch sehr gut aus und Helena sehr ähnlich.«

Der philippinische Butler Albert, der ihr über 20 Jahre lang treu in New York gedient hatte, erhält eine lebenslange Rente von 500 Dollar pro Jahr. Genug für ein Leben in seinem Heimatland, doch dorthin will er nicht zurück. Pat O'Higgins ist erfreut über die 5000 Dollar in bar und die ihm bis ans Lebensende zugedachte jährliche Rente von 2000 Dollar. »Ich bin schließlich kein Verwandter und habe nur 14 Jahre für sie gearbeitet.« Er verläßt auf den Tag genau ein Jahr nach Madames Tod die Firma, weil er erkennt, daß mit dem Fortgang von Madame auch für ihn die Zeit des Abschieds gekommen ist. Schon bald wendet er sich wieder dem »Tintenfaß« zu, schreibt ab 1967 für *Harper's Bazaar*, wird im selben Jahr zu einem der zwölf bestgekleideten Männer gewählt. Ende 1970 erscheint sein Buch über die Jahre mit Madame.

Bereits im Oktober 1965 kommt Rubinsteins umfangreiche und extravagante Schmucksammlung unter den Hammer. Berühmtestes Stück ist ein Armreif in Form eines Seesterns, um dessen Herzstück, einen 85karätigen Saphir, sich mehr als 70 Diamanten gruppieren. Doch die etwa 300 Stücke bringen nur einen Bruchteil des erwarteten Erlöses – weit unter einer halben Million Dollar. Erfolgreicher ist da schon die Auktion ihrer sehr gemischten Sammlung von Gemälden, Skulpturen, Antiquitäten und Möbeln. Sie dauert zehn Tage und bringt fast fünf Millionen Dollar.

Alles, was nach Abzug der Steuern bleibt, geht in die Helena-Rubinstein-Stiftung, die sich um bedürftige Frauen und Kinder kümmert. Auch die Häuser werden verkauft, und, wie eine letzte Ironie, ihre Wohnung in New York ersteht »That Nail-Man« Charles Revson. Für Umbauten und Modernisierung in der Park Avenue jedoch braucht der ehemalige Rivale allein zwei Jahre und eine Menge Geld. Die Penthouse-Wohnung in Paris ersteht ein Champagner-Magnat, der aber nicht glücklich wird damit. Das

Haus in London bewohnt ihre Schwester Ceska bis zu ihrem plötzlichen Herztod, nur achtzehn Monate nach dem Tod Helenas.

Madames Erben waren nicht aus demselben Holz geschnitzt wie sie. Anfang 1970 wird klar, daß weder ihr Sohn Roy noch ihr Neffe Oscar Kolin das Zeug dazu haben, die Firma zu leiten. Madames gewünschte 300 weitere Jahre für ihr Unternehmen lösten sich in nichts auf.

Rubinstein sucht aktiv nach einem Käufer. Sieben Jahre nach dem Tod von Helena Rubinstein wird die Firma 1974 an Colgate-Palmolive verkauft, für 143,2 Millionen Dollar. Doch die neuen Herren machen Fehler, die sich verheerend auf das Geschäft auswirken. Im Juli 1980 verkauft Colgate überraschend an Albi Enterprises Inc., eine Firma, die neu ist im Kosmetik-Geschäft, und an William Weiss, einen Juristen. Der Preis: lächerliche 20 Millionen Dollar. 1988 wechselt Rubinstein erneut den Besitzer. Diesmal kommt L'Oreal weltweit zum Zug, die bereits 1984 Lateinamerika und Japan aufgekauft hatten.

Elizabeth Arden
Der letzte Salon

Obwohl Miss Arden bereits über 80 Jahre alt ist, läßt ihre Reisewut kein bißchen nach. Pat Young, die immer noch mit ihrer Tante die Wohnung teilt und überall mit ihr auftritt, will später gar nicht mehr reisen: »Ich bleibe nur noch zu Hause. Ich denke, ich bin einfach völlig ›ausgereist‹.« Außerdem muß sie als Versuchskaninchen alle neuen Produkte testen. Urlaub kommt nicht in Frage, schließlich nimmt Miss Arden auch keinen. Pat stiehlt sich schließlich eine Woche nach Deutschland, um einfach einmal allein zu sein. Als sie Gladys über ihren Aufenthaltsort informiert, bekommt sie nur zur Antwort: »Elizabeth hat dich gesucht. Aber jetzt ist sie schon wieder auf dem Weg zurück in die Staaten. Bei einem kurzen Stopp in England hat sie mit der Königinmutter Tee getrunken und ein altes Schloß in Irland gekauft.«

Nach Sarmis Entlassung versucht Elizabeth sich selbst ein paar Jahre lang als Designerin, mit allerdings mäßigem Erfolg.

Antonio Castillo war nach seinem Weggang von Arden nach Paris zurückgekehrt und arbeitete mit großem Erfolg für Lanvin. Sein Assistent Oscar de la Renta sieht seine Zukunft eher im trendigen New York und dort bei Arden. Er hatte von Castillo zwar von ihrem Temperament gehört, aber auch von ihrer guten Bezahlung. Einen Versuch sollte ihm das wert sein. Durch Lanfranco Rasponi, den Mode-Publizisten von Arden, den er gut kennt, erhält er die Chance, die Grande Dame bei einem Ball zu beeindrucken. Es klappt perfekt, und ab 1962 arbeitet Oscar de la Renta für Miss Arden. Der gutaussehende, charmante Designer ist nicht nur ein fabelhafter Begleiter, sondern auch ein famoser Hobby-Koch, der seiner Chefin des öfteren auf ihrer Terrasse ein Festmahl bereitet. Doch die Eintracht währt nur kurze Zeit. Als er ihr vorschlägt, mehr in die zukunftsträchtige Konfektion als in die Haute Couture zu investieren, ist sie anfangs einverstanden, lehnt aber wenig später brüsk ab. Nach zweieinhalb Jahren Haute Couture, »sie kamen mir vor wie zehn«, verläßt er Arden. Doch auch er macht, wie Castillo und Sarmi, durch sie Karriere.

1962 erhält die Leiterin des Schweizer Salons in Zürich eine eigene TV-Sendung. In »Rendezvous um halb sechs« spricht Lisette Oeri alle 14 Tage über eine vernünftige und dezente Schönheitspflege. Die *Neue Zürcher Zeitung* widmet »Beauty School – Die berühmte Schönheits-Schule zu Hause in 6 Lektionen von Elizabeth Arden« breiten Raum. Darin »rät Elizabeth Arden zum Altbewährten und mahnt uns dabei beinahe an die guten Ratschläge des vertrauten Hausarztes. Keine Salbe, sagt sie, ersetzt die frische Luft, die regelmäßige Bewegung und den ausreichenden Schlaf.« Dazu erhältlich ist ein Beauty-School-Set mit »drei der wichtigsten Präparate zum Reinigen, Stärken und Nähren der Haut samt genauer Anleitung«. Preis: 8,50 Franken.

Elizabeth, auch wenn sie es nicht wahrhaben will, wird alt. Die Einnahmen ihrer Renngewinne sinken innerhalb von nur vier Jahren, zwischen 1962 und 1965, um 90 Prozent von 359 856 Dollar auf ganze 24 595 Dollar. Sie kauft kaum noch Pferde, verkauft die, die sie zum Züchten behalten sollte und beschäftigt schlechte Trainer.

Auch im Kosmetik-Geschäft läuft nicht mehr alles erfolgreich.

Zwar beugt sie sich dem Jugend-Trend für Make-up, indem sie den experimentierfreudigen Visagisten Pablo aus ihrem Salon in Rom kommen läßt. Die neuen Farben gefallen der inzwischen doch recht konservativen Elizabeth von Anfang an nicht. Pablo ändert sie hinter ihrem Rücken auf eigene Faust, wohl wissend, daß sie es weiß. Doch sie muß ihre Kräfte schonen, sagt nichts. So entgehen beide der Konfrontation. Auch den Rat ihrer Finanzberater, die Firma in eine Stiftung umzuwandeln, ignoriert sie. Das soll sich noch als ein großer Fehler herausstellen.

Dafür kauft sie 1964 ein ausgewählt gutes Grundstück in Chicagos bester Straße, der North Michigan Avenue. Sie will dort ihren alten Salon am Walton Place durch einen neuen ersetzen. Wieder richtet ihn Nicholai Remisoff ein. Doch nach der Eröffnung sagt er: »Ich werde langsam alt. Ich glaube, dies wird mein letzter Salon sein.« Elizabeth nickt dazu nur: »Meiner auch.«

Im Alter aber erfährt sie nun endlich die Anerkennung, die ihr so lange verwehrt blieb. Sie erhält Auszeichnungen aus allen Teilen der Welt. 1961 verleiht ihr Frankreich den Orden der Ehrenlegion, zu Recht und an der Zeit, wie Elizabeth findet. Ihre Schwester Gladys hatte ihn immerhin schon ein paar Jahre zuvor erhalten. Die Universität von Syracuse ernennt sie zum Ehrendoktor der Jurisprudenz, und in Los Angeles ehren sie Journalistinnen der Theta-Sigma-Phi-Vereinigung mit der »Great Lady«-Auszeichnung, »weil sie Schönheit für alle amerikanischen Frauen zugänglich gemacht hat«. Ein besonderes Jubiläum kann Miss Arden bereits 1960 feiern: Das achtzigste Land vertreibt ihre Produkte. 1965 setzt die Firma 60 Millionen Dollar um, Lauder nur ganze 14 Millionen.

Warm ums Herz dürfte ihr bei einer Ehrung in Kanada geworden sein. Man hatte sie eingeladen, im Dalziel Pioneer Park einen Baum zu pflanzen. Der Park befindet sich auf dem Gelände ihrer Woodbridge Farm, auf der sie als Florence Nightingale Graham geboren und aufgewachsen war. Eine passende, wenn auch kleine, Erinnerung an die Frau, die es als Elizabeth Arden in Amerika und dann in der ganzen Welt zu großem Ansehen und Reichtum gebracht hat.

Sie selbst drückte es so aus: »Wenn man lange genug lebt, hat man seine Feinde entweder an den Rand der Verzweiflung gebracht oder sie überlebt.« Im Mai 1965 stirbt Helena Rubinstein. Das einzige, was Elizabeth dazu bemerkt: »Warum müssen sie (die Presse) nur immer wieder ihr Alter nennen?«

Wie sie legt Elizabeth noch einmal ein Tempo vor, das auch für Jüngere eine Zumutung gewesen wäre und das es für manche in ihrer Umgebung tatsächlich war. Sie reist quer durch Europa, nimmt an Bällen und Empfängen in London und Paris teil, überwindet eine ernsthafte Leberinfektion und will sich sogar daranmachen, die Firma doch noch in eine Stiftung umzuwandeln. Wie Helena Rubinstein scheint sie durch diese Aktivitäten den Tod hinauszögern zu wollen.

Nur dreizehn Monate nach ihrer Rivalin stirbt Elizabeth Arden, nun 88 Jahre alt. Der Tod kommt plötzlich. Ihre Nichte Pat Young und ihre Sekretärin Monica Smith sind an diesem Montagmorgen bei ihr. Die ganze Woche schon hat sie sich nicht wohl gefühlt, ist im Bett geblieben. Sie läßt Monica ein Meeting absagen. Der General Manager, Carl W. Gardiner, ist beunruhigt, stellt aber keine Fragen. Wer schon seit über zwanzig Jahren bei Arden ist, weiß, daß Nachfragen nicht genehm sind. Beim Diktat eines Briefes ergreift Miss Arden ein so heftiger Schmerz in der Brust, daß sie die Arme um sich schlingt und zu wimmern beginnt. Pat ruft, entgegen dem Befehl ihrer Tante, sofort den Arzt. Bis er kommt, gehen beide – unter Protest – mit ihr auf und ab. Pat und Monica haben Angst, daß damit alles nur noch schlimmer wird, sie aber will dem Tod »entgehen«. Das Sauerstoffzelt hilft nicht mehr, sie wird in das verhaßte Krankenhaus gebracht.

Dennoch ist jeder überzeugt, daß sie auch diesen Kampf, wie so viele andere in ihrem Leben, gewinnen wird. Sie kann jetzt nicht sterben! Am nächsten Morgen erklärt Gardiner feierlich allen Angestellten, daß Miss Arden tot ist. Der Salon wird am Tag der Beerdigung geschlossen. Bis dahin heißt es – business as usual. Die Angestellten weinen alle. Auch die neuen, die sie kaum gekannt haben, und sogar die, die sich mehr als einmal inbrünstig gewünscht hatten, ihr nie begegnet zu sein.

Miss Arden wird, wie Madame Rubinstein, in Campbell's Bestattungshaus in der Madison Avenue und Eighty-First Street aufgebahrt, in einem Sarg aus afrikanischem Mahagoni.

Um das letzte Make-up der Chefin hat sich niemand aus der Firma gerissen. Es schien fast, als hätten sie Angst, daß sie auch noch in diesem Moment etwas an ihnen auszusetzen haben könnte. Eine langjährige Angestellte erklärt sich schließlich bereit, Miss Arden für das Defilee noch einmal schön rosig aussehen zu lassen. Ihre Lieblingsfarbe Pink war auch ihr letzter Wunsch für das Totenkleid. Zum Entsetzen des Bestattungsunternehmers. »Können sich die Leute denn nicht vorher den Raum anschauen! Zum Williamsburg-Raum paßt nur Ecru.« Oscar de la Renta hatte das Kleid ein paar Jahre zuvor für sie entworfen, wenn auch nicht zu diesem traurigen Anlaß.

Die Blumengebinde überschwemmen fast die St. James Episcopal Kirche in New York, so daß die Verwaltung sich später gezwungen sieht, eine Extra-Gebühr für das Entsorgen zu berechnen. Vier Wagen sind nötig, um den größten Teil der Blumen zum Familiengrab auf dem Sleepy-Hollow-Friedhof in Westchester County zu transportieren.

Thomas Jenkins Lewis, Elizabeth Ardens erster Mann, genießt die Befriedigung, seine Ex-Frau überlebt zu haben, wie eine kleine Rache. Er beschließt, zu ihrer Beerdigung zu gehen. Sie hat ihn zwar schlecht, sehr schlecht, behandelt, ihm aber gleichzeitig die aufregendsten fünfzehn Jahre seines Lebens beschert. Fünfzehn Jahre voller beglückender Momente und großer beruflicher Erfüllung. Mehr als einige seiner Freunde im ganzen Leben erfahren haben.

Ebenfalls anwesend ist ihr zweiter Mann, Prinz Michael Evlanoff. Er schickt ein Dutzend rote Rosen, eine Zahl, die die abergläubische Arden gar nicht schätzte. Bei ihr mußte (fast) alles ungerade sein.

Allerdings soll die »acht« ihre Lieblingszahl gewesen sein. Sie wurde 1878 geboren, kam 1908 nach New York, eröffnete ihren ersten Salon in der Nr. 503 (macht 8), und acht Jahre später, nach dem Ende des Ersten Weltkriegs, war sie bereit, sich mit Rubinstein um die Vorherrschaft in der Kosmetik-Industrie zu messen. Bei Pferderennen wettete sie immer die acht, wenn nicht eines ihrer eigenen Pferde mitlief. Acht Jahre nach dem Kauf ihres ersten Vierbeiners gewann sie ihr erstes Rennen.

In teurem Schwarz, gestützt auf den Arm ihres Sohnes Leonard, erscheint auch Mrs. Lauder, die rechtmäßige Anwärterin auf den freigewordenen Kosmetik-Thron. Dem TV-Publikum verkündet sie: »Eine große Ära ist vorbei. Jetzt liegt es nur noch bei uns, diese schöne Tradition, die Elizabeth uns hinterläßt, weiterzuführen.« Vergessen scheint in diesem Moment die erniedrigende Episode in Paris. Mrs. Lauder war auf der Suche nach einem Salon, um die Frisur für eine Abendeinladung richten zu lassen. Doch es war ein Montag, und nur der Salon von Elizabeth Arden war geöffnet. Schon bald erfuhr die Chefin von ihrem Besuch. Zornbebend rauschte sie an den Stuhl und forderte Mrs. Lauder auf, sofort den Salon zu verlassen. Es blieb Estée nichts anderes übrig, als mit nassem Haar und sprachlos wegen des rauhen, unversöhnlichen Tons das Feld zu räumen.

Mit der Eröffnung des Testaments kommt die erste unangenehme Überraschung. Es gibt nur ein privates Testament, aber keins, das das Schicksal der Firma betrifft. Arden hinterläßt neben 17 Gesellschaften und 40 Salons weltweit ein großes persönliches Vermögen von elf Millionen Dollar. Ihre Schwester Gladys erhält immerhin vier Millionen, ihre Nichte Pat Young zwei Millionen, den gesamten Schmuck und den persönlichen Besitz, abzüglich Steuern und Abgaben. Ihr Neffe John erbt eine Million Dollar, allerdings in Firmenanteilen. Unter den langjährigen Angestellten und ihrem Personal ließ sie vier Millionen Dollar verteilen. Der treue Gardiner erhält davon 250 000 Dollar, ihr Rechtsanwalt J. Howard Carter 200 000 Dollar. Auch an ihre »hübschen« Rennpferde hat sie gedacht. Sie hat genau verfügt, welches wann, wo und welches gar nicht verkauft werden soll.

Kein Wort aber über die Firma. Da Arden nicht vorausschauend wie Rubinstein eine Stiftung gegründet hatte, sieht es für die Firma sehr schlecht aus. Die zweite unangenehme Überraschung: 37 Millionen Dollar verlangt der Staat allein an Steuern. Aber woher nehmen? Ihr Privatbesitz kommt auf den Markt: das Schloß in Irland, dann das Penthouse in New York, das die Reedersgattin Charlotte Ford-Niarchos kauft, aber nie bewohnen soll. Dann kommen die Pferde, die weit unter Wert weggehen, und die »Maine Chance«-Farm an die Reihe. Sie wird von der Universität von Kentucky für zwei Millionen Dollar gekauft. Das Privathaus in Maine bringt 110 000 Dollar, die Farm allerdings brennt 1970 nieder. Die Fabrik in New York wird für 650 000 Dollar verkauft. Alles nur ein Tropfen auf den heißen Stein.

Angeblich sollen 60 Anfragen zum Kauf der Firma Arden vorgelegen haben, doch man entschied sich, erst einmal unabhängig zu bleiben. Gardiner wird Präsident, ihm zur Seite stehen Pat Young, Carter und drei Vertreter der Banken. Gladys zieht es zurück nach Frankreich. Die neue Führung behagt ihr nicht. Sie gibt ihren Vier-Millionen-Anteil zurück, erhält dafür zwei Millionen Dollar in bar und kümmert sich in Frankreich um ihr eigenes

Geschäft. Nur zwei Jahre später stirbt die Vicomtesse Gladys de Maublanc, ebenfalls 88jährig, in Paris.

Gardiner zieht sich Mitte 1970 aus dem Geschäft zurück, da es ihm bis dahin weder gelungen ist, die Firma zu verkaufen, noch sie auf eine dauerhaft gesunde Basis zu stellen. Seinen Posten übernimmt Charles Bliss, einer der Banker. In diesem Jahr wird die Firma nach langem Hin und Her an den Pharmaziekonzern Eli Lilly verkauft. Endgültig wird der Deal aber erst Ende 1971. Erst dann kamen die Erben und auch der Staat endlich zu ihrem Geld. 1987 geht Arden in den Besitz der Firma Fabergé Inc., New York, über, wird nur zwei Jahre später weltweit von Unilever aufgekauft. Die rote Tür aber ist immer noch das Erkennungszeichen – im Briefkopf der Firma und seit 1990 als Duft.

Doch ebenso wie bei Rubinstein kann sich die Konzern-Zugehörigkeit beim Erscheinen dieses Buches bereits wieder geändert haben. Im Zeitalter von Konzentration auf das Kerngeschäft einerseits und immer größerem Wachstum anderseits verändern sich Besitzverhältnisse rasch.

Estée Lauder
Das Familien-Imperium

Anfang der sechziger Jahre entsteht die Idee für die »Lauder-Frau« in der Werbung, ein Novum auf diesem Gebiet, das bald Nachahmer finden soll. Ein Schwarzweißfoto des Fotografen Victor Skrebneski landet auf dem Tisch des damaligen Art-directors bei Lauder, Richard Chippler. Der ist beeindruckt, erkennt sofort das Potential des Fotografen aus Chicago. Die ersten Fotos, mit dem Model June Leaman, zeigen hauptsächlich die Frau. Später, mit der Einführung der teuren Düfte, zieht Skrebneski das Objektiv auf, um auch die hochklassige und kostspielige Umgebung mit Orientteppichen, Ming-Vasen oder Picasso-Keramik zu zeigen. Dieser Look wird so sehr zu einem Bestandteil der Firma, daß viele der Meinung waren, das Model Karen Graham sei tatsächlich Mrs. Estée Lauder. Kein Wunder, daß sie die erfolgreichste aller Lauder-Frauen wird. Die aristokratische Graham ist die fleischgewordene Lauder-Idee. Fünfzehn Jahre lang, von 1970 bis 1985, wirbt sie als Exklusiv-Model für sämtliche Produkte. Jede der Frauen in Lauder-Anzeigen strahlte eine intensive Weiblichkeit aus, die Estée nur zu gern auch in sich selbst sah. Mit Recht, wie einige finden. So schreibt die Zeitschrift *Madame* 1965: »Sie ist die beste Werbung für ihre Produkte: blond, zierlich, blauäugig, mit einer Haut, wie sie reiner und makelloser kaum eine Zwanzigjährige haben könnte. Trotz ihres überwältigenden Erfolges als Geschäftsfrau haftet ihr nichts Nüchternes an ...« Oder Grace Mirabella in ihrem *Time*-Artikel: »Egal ob im Job oder im persönlichen Leben, ihr Stil war total feminin.«

Fotografen spielen auch im Leben von Estée Lauder eine Rolle. Gemalte Porträts wie zu den Zeiten Rubinsteins oder Ardens sind nicht mehr im Trend. Berühmte Fotografen müssen es jetzt sein. Der Vorteil der Fotografie: Man muß sich nicht ganz so stark der Interpretation des Künstlers ausliefern. Im Grunde weiß man, was einen auf dem Foto erwartet. Ein weiterer Vorteil: Falls es doch einmal nicht gefällt, kann ein Shooting ohne lange Sitzungen in relativ kurzer Zeit wiederholt werden. Mrs. Lauder kann auf ihr gerahmtes Ebenbild in der Interpretation von Horst, dem Porträt-Künstler in Schwarzweiß und Vogue-Fotografen, und Lord Snowdon, dem Ex-Mann von Prinzessin Margaret, blicken.

1964 gründet Estée Lauder »Aramis«. Ein Ableger, der sich ausschließlich um die Männer kümmert. Der Duft »Aramis« wird ein Klassiker, der, vor ein paar Jahren neu aufgelegt, einen großen Schub erhielt. 1968 bringt sie das erste Mal nach »Youth Dew« wieder ein Damen-Parfum auf den Markt. Von dem Duft-Konzentrat »Estée Super« genügen zwei Tropfen auf Pulsstellen, um von morgens bis abends von seinem Wohlgeruch eingehüllt zu sein. Schon ein Jahr später folgt dann »Azurée«.

1968 kommt auch die Linie »Clinique« auf den Markt, entwickelt in Zusammenarbeit mit dem bekannten New Yorker Dermatologen Dr. Norman Orentreich. Erst vor ein paar Jahren gab Leonard Lauder in einer Rede zu, daß die Linie seine eigene Idee gewesen war, entstanden aus einer selbstgestellten Herausforderung. »... Der Grund, warum wir ›Clinique‹ auf den Markt brachten? Weil ich wußte, wenn ich als Konkurrenz zu Estée Lauder auf den Markt ginge, dann würde ich es genauso machen.«

Kein Wunder, daß Revson versucht, mit seinem »Etherea« zu kontern. Er wirbt mit dem Slogan »Etherea stands alone«. So war es fast auch. Alle Kunden standen bei »Clinique«. Weltweit wurden innerhalb von zwei Jahren nicht weniger als 180 Kopien der Idee einer hochklassigen hypoallergenen Kosmetik-Serie gezählt. Keine von ihnen sollte es schaffen.

Die Diversifizierung ohne den Namen Lauder bleibt ein exzellentes Marketing-Instrument, das auch noch in den nächsten Jahrzehnten weiter ausgebaut werden sollte.

Ronald Lauder übernimmt mit 29 Jahren die Marke »Clinique«. Seine Frau Jo Carol, mit der er seit 1967 verheiratet ist, liebt, wie er, die Kunst. Sie entwirft u. a. den »Lippenstift-Turm« für »Clinique«, steht aber auch des öfteren hinter dem Tresen in Kaufhäusern, um die »allergiegetestete und parfumfreie« Pflege-Serie bekanntzumachen. Auch die beiden Töchter Aerin und Jane arbeiten inzwischen in der Firma mit, ebenso wie ihr Cousin William, einer der Söhne von Leonard und Evelyn.

Die Firma platzt aus allen Nähten. 1969 zieht Lauder nur ein paar Blocks weiter in die Nummer 767 der Fifth Avenue, in das neugebaute General-Motors-Gebäude, später ironisch umgetauft in General-Odors-(Geruch)-Gebäude. Lauder verteilt sich mit 123 Büros über den ganzen siebenunddreißigsten Stock und einen Teil des neununddreißigsten. Estée scheint ihre Höhenangst überwunden zu haben.

Rivale Charles Revson residiert mit seinen 600 Leuten in den fünf Stockwerken über Lauder. Die beiden nehmen aus nachvollziehbaren Gründen verschiedene Aufzüge zu ihren Büros. Doch eine Begegnung läßt sich nicht immer vermeiden, wie Revson erfahren muß. Als der wegen eines Defektes einzige vollgepackte Fahrstuhl seinen Weg nach oben nimmt, ist Estée nicht mehr zu halten. »Einer *Ihrer* Verkaufs-Manager schrieb einen Brief über *meine* Firma. Ich habe eine Kopie in meinem Büro.« Revson bringt nur ein »Wir sollten darüber reden« heraus. Doch Estée ist noch nicht am Ende. »Ich will nicht mit Ihnen reden. Sie stehlen mir meine Leute. Sie kopieren meine Produkte …!« Revson flüchtet in sein Büro.

»Von all den Frauen in seinem Leben hatte sie wahrscheinlich den größten Einfluß auf ihn, obwohl er nie mehr als zwei Worte mit ihr sprach«, bemerkte Andrew Tobias in seiner Revson-Biographie *Fire & Ice*. »Sie war der einzige Konkurrent, den er schlagen wollte – und nicht konnte.«

Ein paar Jahre nach »Clinique« kreiert Ronald etwas ganz Neues – ein maßgeschneidertes Make-up auf wissenschaftlicher Basis und dazugehörige Pflegeprodukte. Die Marke »Prescriptives« ist geboren.

Doch er ist nicht glücklich bei der Arbeit – zum Leidwesen seiner Mutter, die zu gern beide Söhne in ihrer Firma gesehen hätte. Er geht nach Washington D. C., um seine Finanz- und Marketing-Kenntnisse in den Dienst der Regierung zu stellen. Eineinhalb Jahre lang residiert er als Botschafter in Österreich. Zurück in Washington, arbeitet und schreibt er, bis heute mehrere politische Bücher. Eines davon trägt den Titel: *Fighting Violent Crime in America*. Ein Grund, dieses Buch zu schreiben, war sicherlich der Überfall auf seine Mutter, der ein paar Parallelen mit dem auf Madame Rubinstein aufweist.

Zwei Männer mit Halloween-Masken stürmen in die Wohnung, verknoten den Butler, die Haushilfe und Estées armen Inneneinrichter, der gerade wegen eines Termins vorbeikam. Mit einer Pistole an der Schläfe wird Estée nach dem »guten Zeug« gefragt. Nicht ihr Leben zieht in diesem Moment an ihrem inneren Auge vorbei, erinnert sie sich, sondern die Begum, der Ähnliches passiert war. Der Aga Khan, ihr Mann, wird jedes Jahr von seinen Untertanen in Gold aufgewogen. Die Begum befand für sich, daß ihr eigenes Gewicht höher einzuschätzen war als alles Geld oder Preziosen. Sie gab den Dieben, was sie forderten. So tat es auch Estée. Die Polizei war zwar wenig auskunftsfreudig, doch Schmuck im Wert von etwa einer Million Dollar soll entwendet worden sein. Estée selbst gab nur 6000 Dollar in bar zu. Mehr als der materielle Verlust aber schmerzte sie das Gefühl von Hilflosigkeit, in ihrem eigenen Hause zum Opfer geworden zu sein.

Freunden sollte sie gestehen, große Angst gehabt zu haben. Auch sie selbst war angeblich gefesselt und sogar geschlagen worden. Nach dem Überfall ließ Estée sich eine Weile lang nicht fotografieren und machte es sich von nun an zur Regel, kaum jemanden in ihre Reisepläne einzuweihen. Und sie legte sich einen Bodyguard zu.

Mrs. Lauder hatte es Anfang der sechziger Jahre geschafft. Eine Vielzahl von Auszeichnungen werden ihr angetragen. Sie erhält im Jahr 1962 den Mode-Oscar des Hauses Neiman-Marcus, der ihr dreißig Jahre später noch einmal verliehen wird – als einzige Frau erhält sie diese renommierte Auszeichnung zweimal. Sie ist auch als einzige Frau aus den USA Ehrengast zur Eröffnung der Mailänder Scala im Jahr 1962. 1965 dankt ihr Königin Juliane der Niederlande bei einem Besuch in den USA für die große finanzielle Hilfe, die sie ihrem Land während der Flutkatastrophe hatte zukommen lassen. 1967 würdigt sie die Zeitschrift *Harper's Bazaar* als eine der 100 erfolgreichsten Geschäftsfrauen Amerikas. Die Verleihung des Ordens »Ritter der Ehrenlegion« 1978 durch Frankreich für die großzügige Unterstützung der Restaurierung des Schlosses von Versailles war »einer der größten Augenblicke für mich«, wie sie selber sagte. Ein Jahr später erhält sie die Goldmedaille der Stadt Paris, die höchste Auszeichnung der Stadt, »nicht für ein einzelnes Werk, sondern einfach nur für das, was sie darstellt, für ihre einzigartigen Fähigkeiten«, so Botschafter Couve de Murville, ehemaliger Premierminister Frankreichs, in seiner

Laudatio. Präsident Richard Nixon bot ihr sogar den Botschafterposten in Luxemburg an. Sie war aufgeregt über dieses Angebot, lehnte es jedoch schließlich ab, weil Joe dagegen war. »Ich werde nicht ihre Taschen tragen«, soll er dazu nur gesagt haben. Und ihr sollte man nicht nachsagen, daß sie nicht aus ihren früheren Fehlern Joe gegenüber gelernt hatte.

Geschafft hat sie es auch gesellschaftlich. Eine erkleckliche Anzahl Immobilien hat sich inzwischen angesammelt. Häuser und Wohnungen, in denen sie sich je nach Jahreszeit aufhält. Hauptsitz ist das ehemalige Arthur-Lehman-Anwesen auf der East 75th Street in Manhattan. Dort gibt sie fast jeden Samstag ein großes Abendessen für ihre intimsten Freunde, zu denen der Herzog und die Herzogin von Windsor gehörten, Prinzessin Grace von Monaco, die Begum Aga Khan und die Millionärin Mrs. Frank J. Gould. Die Konzernherrin hatte eben auch eine feine Nase für die rechte Mischung ihrer gesellschaftlichen Umgebung.

Estée besitzt ein 27-Zimmer-Haus in Palm Beach. Dort ist sie von Weihnachten bis März. In der Villa Abri in Südfrankreich, in Saint Jean-Cap-Ferrat, verbringen Joe und sie gewöhnlich die Monate Juli und August. Der Landsitz mit eigenem See in der Nähe von Westchester ist für Wochenenden gut, und in der Wohnung in London, die sich an »einem eleganten Platz aus dem 18. Jahrhundert« befindet, erholt sie sich während der Besuche in England. Später kam noch ein Haus auf Long Island dazu, »mit weißen korinthischen Säulen, wie ich es mir seit dem Film ›Gone with the Wind‹ gewünscht hatte«.

Ihr Sport-Duft »Aliage« entstand etwa um die Zeit, als sie die Wohnung in London kaufte. Als Inspiration für das spezielle Grün, das sie für die Verpackung suchte, diente ihr schließlich eine antike chinesische Vase in ihrem Domizil. Die Verschiedenheit der Länder und ihrer Landschaften, der Gerüche und Farben inspirierte sie zu eigenen neuen Farbnuancen und Düften.

Alle ihre Anwesen, betont sie, haben eines gemeinsam: »ein Moment der Leichtigkeit, Frische und Helligkeit«. Besonders liebevoll hat sie ihr New Yorker Heim eingerichtet. Bevorzugt werden hier Weiß und Gold, Farben, die auch in ihrer Kosmetikserie wiederkehren. Sie schätzt ein Maximum an eleganter Atmosphäre, dagegen ein Minimum an sogenanntem Krimskrams. »Nicht alle werden meiner Ansicht sein«, sagt sie 1965 der Zeitschrift *Madame*, »denn heute sieht man viele Häuser, die ganz im Stil von Tantchen Tilde möbliert sind. Ich kann mir nicht vorstellen, daß jemand sich darin erholen soll, wenn er nach einem anstrengenden Tag in ein derart vollgestopftes Heim kommt. Deshalb liebe ich große, ruhige Räume, die Wärme ausstrahlen …« So beschreibt *Madame* die Wohnung: »Ein Schmuckstück des Hauses ist das Gesellschaftszimmer, das man von der honigfarbenen Wohn- und Eingangshalle aus über mit goldenen Teppichen belegten Stufen gelangt. Die Wände der überdimensionalen Halle, der Kamin und die Polstermöbel sind in Weiß gehalten. Sie hat antike Schätze wie Leuchter, die in weißem Porzellan glänzen. Den Mittelpunkt aber bildet ein schwarzer, viktorianischer Lackstuhl, der mit weißem Satin gepolstert ist. Die Bibliothek ist mit Weiß und Gold abgestimmt, das Lieblingszimmer der Hausherrin dagegen in Aprikosenfarben und Gold. Einen frischen Kontrast bilden die mit grün-weiß gestreifter Baumwolle bespannten Wände des Gesellschaftszimmers. Überall im Haus findet man Blumen in den herrlichsten Farben, die in ihrer Anordnung eine Einheit mit den vielen niedrigen Tischen bilden.«

Welchen Rat gibt Lauder den Frauen zur Pflege ihres Teints? »Reinigen Sie Ihr Gesicht niemals mit Wasser und Seife«, warnt sie. »Das habe ich das letzte Mal mit zwölf Jahren gemacht. Nehmen Sie eine reinigende, pflegende Creme oder Milch und machen Sie es sich vor allen Dingen zur Aufgabe, das jeden Morgen und Abend beizubehalten. Sonst wird sich nur schwer ein Erfolg einstellen. Das Tages-Make-up sollte sich von der Maquillage für den Abend erheblich unterscheiden, denn sie wechseln doch auch die Schuhe, wenn Sie zu einer Party gehen. Und passen Sie sich immer der gerade herrschenden Kleidermode an. Versuchen Sie, weder ein Mäuschen zu sein noch eine Mata Hari, und Sie werden auf der ganzen Linie Erfolg haben.«

Die Firmen Arden und Rubinstein haben bereits mehrere Male den Besitzer gewechselt, doch Lauder bleibt – bis heute – ein reines Familienunternehmen. Zwar ging sie 1995 an die Börse, doch die Familie kontrolliert 96 Prozent der Stimmen, sieben Mitglieder stehen auf der Lohnliste. Leonard Lauder sagte der *New York Times* 1973, daß »die Familie sich als … Leiter des Symphonieorchesters sieht, die versucht, unsere Gruppe talentierter und brillanter Leute zu Höchstleistungen anzuspornen«.

Über die Nachfolge von Leonard wird zwar nur spekuliert, doch scheint sein ältester Sohn William große Chancen zu haben. Er brachte die Marke »Origins« auf den Markt und ist seit 1995 ihr Präsident. Leonards jüngster Sohn Gary versucht sich als Risikokapital-Geber in Silicon Valley.

Ronald, Leonards jüngerer Bruder, trägt zwar die Titel Vorsitzender der Lauder Investments, Inc., Aufsichtsratsvorsitzender von Estée Lauder International Inc. und Vorstand der Clinique Laboratorien, doch kümmert er sich mehr um Immobilien und die Politik als um das Tagesgeschäft.

Ronalds älteste Tochter Aerin, das Glamour-Girl in der Firma, nennt sich Direktor Kreative Produkt-Entwicklung, Estée Lauder USA und Kanada. Sie ist unter anderem verantwortlich für das Aufspüren neuer Farb-Trends für Make-up. Ihre jüngere Schwester Jane ist Marketing-Managerin für Clinique Make-up. Sie sagte über Estée Lauder in einem *Welt am Sonntag*-Porträt: »Meine Großmutter ist charismatisch … Wir alle haben großen Respekt vor ihr. Sie ist nicht hart, aber eine starke Persönlichkeit.«

In einem Artikel über Estée Lauder in *Time* im Dezember 1998 stehen die bisher neuesten Zahlen zu ihrem Unternehmen. Lauder kontrolliert 45 Prozent des Kosmetik-Marktes in US-Kaufhäusern, erreichte 1997 einen Umsatz von 3,6 Milliarden Dollar, und die Produkte werden in 118 Ländern verkauft. Vierzig Jahre zuvor, im Jahr 1957, waren es ganze 800 000 Dollar. Der Aktienkurs hat sich in den letzten drei Jahren mehr als verdoppelt. Die Anteile der Lauder-Familie belaufen sich auf mehr als sechs Milliarden Dollar, was sie zu einer der reichsten Familien der Welt macht. Auf der neuesten Forbes-Liste der 100 reichsten Leute der Welt erscheinen Leonard und Ronald, benannt als Erben, mit je 4,4 Milliarden Dollar auf Platz 94 und 95.

Kein Wunder, denn die Geschäftstüchtigkeit beschränkt sich nicht mehr nur auf die Eigenmarken. Zur Gruppe gehören noch eine ganze Anzahl von Firmen mit in den USA sehr bekannten Namen wie Bobbi Brown, Aveda, Jane by Sasseby, die inzwischen auch in Deutschland ihre Klientel gefunden haben. Von der kanadischen Firma »M. A. C.« wurden 1994 51 Prozent erworben, die restlichen Prozente in den Jahren 1997 und 1998. Cover-»Girl« RuPaul, ein Transvestit, wirbt für die Produkte. Der vor allen Dingen bei Pop-Gruppen und Sportlern beliebte Designer Tommy Hilfiger liegt mit seinen Düften ganz vorn in den Hitlisten.

Auf betuchtere Klientel zielen seit 1996 der italienische Nobelschneider für Herren, Kiton, mit seinem gleichnamigen Duft und ein Jahr später die Mode-Lady Donna Karan mit einer Kosmetik-Linie. Dem Kunden bleibt zumeist verborgen, daß er auch bei diesen Produkten in Mrs. Lauders Taschen wirtschaftet.

Estée Lauder hat sich seit dem plötzlichen Tod ihres Ehemannes Joe durch Herzstillstand am 16. Januar 1983, ihrem 53. Hochzeitstag, aus dem Tagesgeschäft zurückgezogen. Sie bleibt aber, als Gründerin und Ehrenvorsitzende des Aufsichtsrates, weiterhin in alle Aspekte ihres Unternehmens involviert.

Jeanette Wagner, stellvertretende Aufsichtsratsvorsitzende, sagt im *Time*-Artikel über sie: »Wenn sie auch in den letzten Jahren gealtert ist, sie war immer noch die jüngste Denkerin im Raum.«

So sieht es auch die ehemalige Kosmetik-Chefin der *Brigitte*, Ilse Döring. »Sie war immer begierig auf neue Ideen. Ihr Credo: Man muß immer etwas haben, um morgens aus dem Bett zu steigen. Neben einer phantastischen Haltung hatte sie diese grausame Energie, wirklich Power für die ganze Sippe.«

Ihre nachlassende Gesundheit in den letzten Jahren aber zwingt sie, sich zu beschränken und abzugeben. Seit sie sich 1994 eine Hüfte brach, wurde sie nicht mehr in der Öffentlichkeit gesehen.

Ihre Aufgaben hat ihre Schwiegertochter Evelyn übernommen, die neben ihrem Mann Leonard als Aufsichtsratsmitglied die Holding repräsentiert.

Estée ist sehr zufrieden mit beiden Schwiegertöchtern. »Ich wollte immer eine Tochter«, schreibt sie. »Meine Söhne sind wunderbar, aber ich sehnte mich nach jemand, der wirklich meine Kreationen ausprobieren konnte ... Der Wunsch war so stark, daß ich, als Ronald noch sehr klein war, einem Anwalt erzählte, ich wäre daran interessiert, eine Tochter zu adoptieren. Dann, mit all dem Druck der Firma und der Unaufmerksamkeit des Anwalts, vergaß ich es völlig. Am Tag vor Leonards und Evelyns Hochzeit rief der Anwalt an. Er hätte ein hübsches Baby für mich ... Er war nur fünfzehn Jahre zu langsam. Danke, sagte ich, vielen Dank. Ich bekomme morgen eine Tochter.«

1998 faßte Evelyn Lauder vor einer Gruppe deutscher Journalistinnen die Unternehmensphilosophie und ganz sicher auch die ihrer Schwiegermutter Estée zusammen: »Sie haben nur ein Gesicht, darum pflegen Sie es!« Estée hätte sicher noch, wie in einem Fernseh-Porträt aus dem Jahr 1988, hinzugefügt: »Wenn Sie einen Tiegel von Esteé Lauder besitzen, besitzen Sie auch einen Teil von mir.«

Nachwort

Am Anfang war eine Vision, am Ende standen weltumspannende Wirtschaftsunternehmen. Leidenschaft, Können, Mut, Disziplin, Durchsetzungsvermögen, Härte und Phantasie gehörten dazu, um dieses Ziel zu erreichen. Eigenschaften, die Helena Rubinstein, Elizabeth Arden und Estée Lauder in geradezu exemplarischer Weise verkörpern. Sie schufen in fünf Jahrzehnten aus »Wohnzimmer«-Betrieben mit überaus geringen Erfolgsaussichten und bescheidenen Umsätzen vollkommen neue Industriezweige mit Umsätzen in Milliardenhöhe. Ihre Namen wurden zu Markenzeichen.

Im Jahr 1998 z. B. setzen die Duft- und Körperpflegemittelhersteller allein in der Bundesrepublik Deutschland rund 11,3 Milliarden DM um. Das sind etwa 0,3 Prozent des Bruttosozialproduktes. Die Pro-Kopf-Ausgaben lagen bei rund 200 DM. Für Hautpflegemittel, Düfte und dekorative Kosmetik wurden insgesamt fast sieben Milliarden DM ausgegeben, ca. drei Prozent mehr als im Jahr zuvor, wobei die dekorative Kosmetik mit 15,1 Prozent sogar überdurchschnittlich hinzugewann.

Die Geschichte der Kosmetik im 20. Jahrhundert ist eine weibliche Erfolgsgeschichte. Und das nicht nur, weil es bis in die fünfziger Jahre nur einen einzigen ernsthaften männlichen Konkurrenten gegeben hat, Charles Revson, der zu keinem Zeitpunkt die

Bedeutung der drei Frauen erreichte. Eine weibliche Erfolgsgeschichte ist es auch deshalb, weil mit dem Aufstieg von Rubinstein, Arden und Lauder 50 Jahre gesellschaftliche Veränderung, Frauenbewegung, Emanzipation einhergegangen sind. Mit der »Demokratisierung der Schönheit«, die sie einleiten, wird das fremdbestimmte Bild der Frau allmählich vom selbstbestimmten Frauenbild abgelöst, und die Überzeugungsmacht von Begriffen wie »Schönheit«, »Gesundheit«, »Körperbewußtsein« ist derart, daß schließlich sogar die Männer daran teilhaben wollten.

Bis es soweit war, mußten Konventionen überwunden werden, gesellschaftliches Rollenverhalten verändert und eine männerdominierte Geschäftswelt erobert werden. Politische Umschwünge und Katastrophen wie Depression und Inflation, Börsenkrach, Arbeitslosigkeit und zwei Weltkriege mußten überstanden werden. Kosmetik wurde in diesem halben Jahrhundert nicht nur allen Gesellschaftsschichten zugänglich, sondern auch allen Jahrgängen. Heute schminken sich bereits die Kinder, weil es so selbstverständlich wie Essen und Trinken geworden ist.

Selbstverständlich war in den zwanziger und dreißiger Jahren des 20. Jahrhunderts noch gar nichts und eine geschminkte Frau gesellschaftlich deklassiert. Kosmetik, Schönheitssalons und Körperpflege waren auch im 20. Jahrhundert zunächst vermögenden Frauen vorbehalten und solchen, die es sich gesellschaftlich leisten konnten oder wollten. Rubinstein und Arden gebührt das Verdienst, dies für alle Schichten erreichbar gemacht zu haben. Der wirtschaftliche Aufstieg war zugleich ein gesellschaftlicher und eröffnete ihnen Zugang zu Kreisen, die ihnen von ihrer Herkunft her verschlossen geblieben wären. Er brachte Ehrungen, Ansehen und Auszeichnungen, und auch diese verstanden sie geschäftlich einzusetzen und umzumünzen.

Obwohl Einzelkämpferinnen, wäre der Aufstieg ohne die Rivalität und die Notwendigkeit, sich zu messen, sicherlich nicht so steil gewesen. Die Rivalität zwischen Rubinstein und Arden spornte beide zu immer neuen Höchstleistungen an, kein Nachlassen der Qualität, aus dem die andere nicht einen Vorteil gezogen hätte, keine Innovation, die die andere nicht überbieten mußte. Lauder hatte es nur anfangs leicht. Als sie auftrat, war die Kosmetik bereits von der Aura des Nutzlosen und Anrüchigen befreit. Sie war das Glamourgirl, ihr eigenes bestes Produkt und Aushängeschild. Ihr Kampf war der um den hohen Standard, den die beiden Älteren vorgegeben hatten: Das Beste war nicht gut genug, das Allerbeste mußte es sein.

Heute bestimmen Frauen in allen Bereichen selbstverständlich mit. Und die moderne Technik liefert alle Informationen in Sekundenschnelle. Maschinen und Computer stehen zur Verfügung, und niemand muß mehr Cremes mühsam mit der Hand anrühren, sogar das Reisen, und davon abhängig der Austausch und die Suche nach neuen Ideen, ist beinahe überflüssig geworden. Denn nicht das Neue an sich ist der Wert, sondern der Name und die Verpackung. Rubinstein und Arden, auch Lauder noch, mußten dagegen alles selbst erfinden, alles selbst gestalten und selbst verbreiten. Sie selbst schufen erst den Markt, den sie bedienten. Harte Arbeit ging den in jeder Hinsicht großartigen Pionierleistungen voraus, nicht nur, was die Entwicklung von Cremes, Lotionen und Düften angeht, sondern auch Verpackung und Marketing-Techniken betreffend, etwas, das es anfangs noch nicht einmal der Sache nach gab, geschweige denn als griffiges Wort. Rubinstein, Arden und Lauder waren ihrer Zeit immer um eine Nase voraus, sie »rochen« die kommenden Entwicklungen.

Der Massenmarkt verwandelte auch die Kosmetikindustrie. Familienunternehmen wie die von Rubinstein, Arden und Lauder wird es in Zukunft sicher nicht mehr geben. Die Kosmetikindustrie selbst aber ist nicht mehr wegzudenken, weder als ideelle noch als wirtschaftliche Macht.

Anhang

Liste der Salons

	RUBINSTEIN		ARDEN
1902	Melbourne		
1907	London		
1909	Paris		
		1910	New York
		1914	Washington, Boston
1916	New York		
1917	San Francisco, Boston, Philadelphia, Washington, Toronto, Chicago		
1918	New Orleans, Atlantic City		
		1920	Nizza, Monte Carlo
		1922	London
		1927	Berlin
		1928	Cannes, Madrid
		ab 1929	Los Angeles, Palm Springs, Miami Beach, vier weitere in Kaufhäusern
1930	Rom		
1932	Mailand		
1934	Wien		

Literatur

RUBINSTEIN

Das Geheimnis schön zu sein. Ein Schönheitsbrevier, Bern-München-Wien 1966

Ein Leben für die Schönheit, Zürich 1958

apropos Helena Rubinstein, mit einem Essay von Michaela Wunderle, Verlag Neue Kritik, Frankfurt 1995

Schön und charmant mit Mala Rubinstein, Schweizer Verlagshaus AG, Zürich 1975

Madame. An Intimate Biography of Helena Rubinstein, Patrick O'Higgins, Viking Press, New York 1971

ARDEN

Miss Elizabeth Arden, Alfred Allan Lewis and Constance Woodworth, Coward, McCann & Geoghegan Inc., New York 1972

Elizabeth Arden. Cosmetics Entrepreneur, Nancy Shuker, Silver Burdett Press, Englewood Cliffs, New Jersey 1989

LAUDER

Estée – A Success Story, New York 1985
Estée Lauder – Beyond the Magic, Lee Israel, Carthage Inc., New York 1985

VERSCHIEDENE

Parfums. Der heiße Markt der teuren Düfte, Rudolf Kinzel, edition q, Berlin 1993
Selling Dreams. Inside The Beauty Business, Margaret Allen, J.M. Dent & Sons, London 1981
Spiegel der Schönheit, Werner Kloos, Verlag Coriolan, Hamburg 1952
Mode im 20. Jahrhundert, Ingrid Loschek, Bruckmann, München 1978
Puderdose, Lippenstift und Weltgeschichte, Erika Löbner-Felski, Verlag Welsermühl, Wels 1976

Ich danke den Firmen Arden, Rubinstein und besonders Frau Liane M.J. Alban von Estée Lauder für die Unterstützung und die freundliche Überlassung der Fotos.
Die Firmen hatten keinerlei Einfluß auf den Text.

Register

NAMEN

ORTE

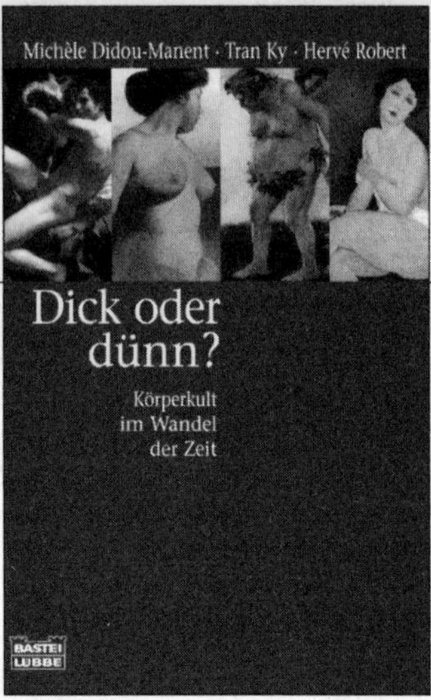

Schlanksein ist heute höchstes ästhetisches Ziel – ein Diktat, das stereotyp die Medien beherrscht. »Bin ich zu dick?«, »Bin ich zu dünn?« – diese Fragen nehmen bei vielen Menschen, vor allem bei Frauen, einen hohen Stellenwert ein. Hier ist ein Buch, das die Relativität von Schönheitsidealen in der historischen Perspektive zeigt. Denn welche Körperform als funktional, ästhetisch oder opportun gilt, ist im Laufe der Jahrhunderte sehr unterschiedlich gesehen worden. Mit lebendigen und witzigen Beispielen schildert ein Team von Fachleuten die Versuche der Menschen, sich den jeweiligen Idealvorstellungen anzunähern, und beantwortet die Frage: »Wie befreie ich mich von dem Zwang zum Körperkult?« Denn wer erst einmal weiß, dass Schlanksein durchaus auch als hässlich gelten konnte, hat schon den ersten Schritt in die Freiheit getan.

ISBN 3-404-60484-9

BASTEI LÜBBE

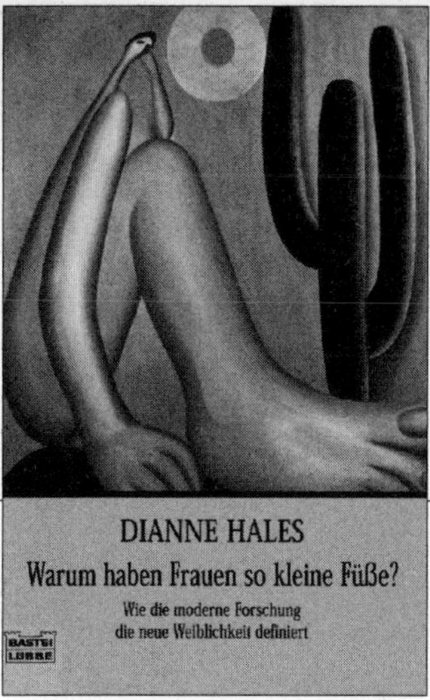

Die Antwort lautet nicht:
Damit sie näher am Herd stehen können!

Dass Frauen anders sind als Männer, weiß jeder. Physisch, phsychisch – und überhaupt. Zahlreiche Anekdoten aus dem persönlichen Erfahrungsschatz, Mythen, Witze und mehr oder weniger gesicherte »wissenschaftliche Erkenntnisse« zeugen davon. Seit Jahrhunderten beschäftigen sich Mediziner und Psychologen, Historiker, Soziologen, Schriftsteller und andere Kapazitäten mit diesem Phänomen, versuchen zu sagen, wie Frauen sind – und scheitern. Dianne Hales, eine der bekanntesten amerikanischen Gesundheitsjournalistinnen, verabschiedet sich von stereotypen Vorurteilen und bedient sich der neuesten Forschungsergebnisse, um den weiblichen Körper, die Psyche und die Sozialisation von Frauen zu erklären.

»Eine sehr feinsinnige Untersuchung ... aufmerksam beobachtet und überzeugend dargestellt.« Time

»Sowohl sachlich als auch bewegend ... eine seltene Kombination! Ein Meisterstück ... Ein einzigartiger Beitrag für unser Verständnis der weiblichen Psychologie.« Vivian Burt, Vorsitzende des Women's Life Center, University of California

ISBN 3-404-60494-6

BASTEI LÜBBE

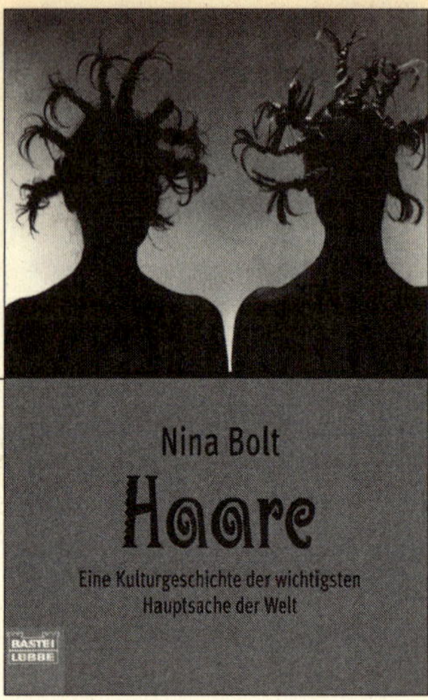

Schönes Haar ist dir gegeben ...

Rapunzel, Samson, Marilyn Monroe, die Venus von Milo, Marie-Antoinette, Orthodoxe Christen, Sikhs – sie alle drücken durch ihre Haare, ihre Frisur etwas Besonderes aus.

Warum sind die Haare für den Menschen so wichtig? Aus welchem Grund sind weniger Menschen blond als dunkelhaarig? Warum ergrauen manche Menschen ganz plötzlich? Was verraten uns die Haare eines Menschen über seine Gesundheit? Wie haben sich Schönheitsmythen im Lauf der Zeit geändert? Und kann man von Frisur und Haarfarbe auf die Persönlichkeit des Menschen schließen?

Die Evolution der menschlichen Körperbehaarung ist auch eine Kulturgeschichte, eine Geschichte, die voller Symbole steckt. Mythen, Mächte, Ideale und Träume – »Alles, was es zum Thema Haare Wissenswertes gibt, und sogar noch etwas mehr, wird in Nina Bolts Buch präsentiert«.

(David Rehlin, *Information*)

ISBN 3-404-60495-4

BASTEI LÜBBE

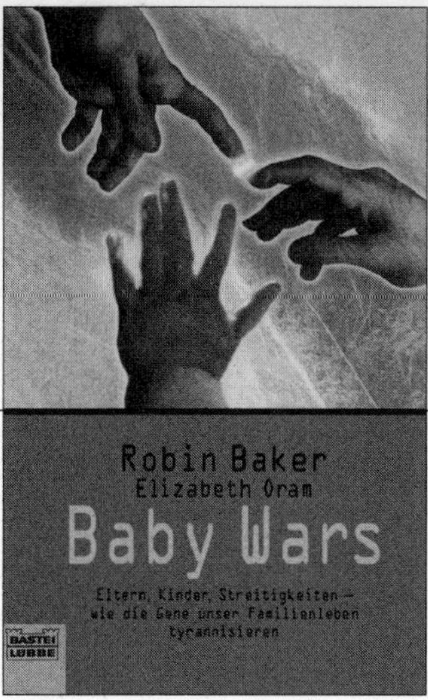

Der *Krieg der Spermien* geht weiter ...
Obwohl wir glauben, uns nach einem ruhigen, harmonischen Leben zu sehnen, sind kriegerische Kräfte in uns unerbittlich am Werk. Robin Baker und Elizabeth Oram erhellen provokativ und äußerst überzeugend die dunklen Seiten des Alltags, wie sie selbst in den glücklichsten Familien vorkommen.
Warum leiden Frauen während der Schwangerschaft an Übelkeit? Warum rivalisieren Geschwister ständig miteinander? Weshalb kann das Schreien eines Babys so unerträglich für uns sein? Weshalb gibt es überhaupt so viel Streit in der Familie?
Baby Wars deckt den tagtäglichen genetischen Wettkampf im Bereich des Familienlebens und der Elternschaft auf. Anhand einer Reihe so unterhaltsamer wie symptomatischer Alltagsszenen, die mit Hilfe der neuesten evolutionsbiologischen Erkenntnisse analysiert werden, zeigen die Autoren, was und warum Menschen etwas tatsächlich tun, nicht, was sie denken, sagen und fühlen.

ISBN 3-404-60487-3

BASTEI LÜBBE

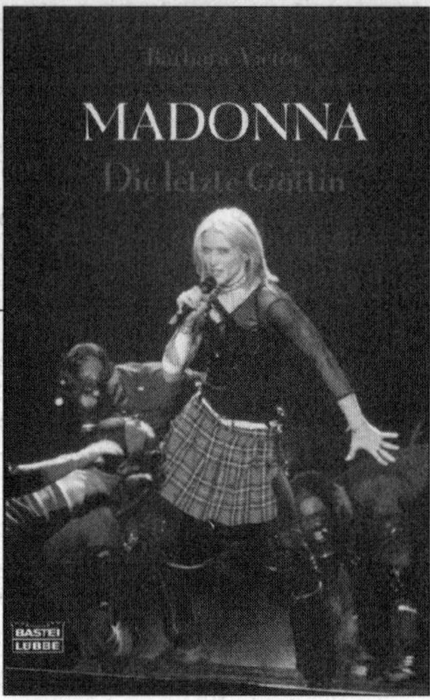

Barbara Victor hat sich intensiv mit Madonnas Leben (bis zum Juni 2001, dem Beginn ihrer Europatournee) befasst. Sie hat dazu viele Menschen aus Madonnas näherem, auch privatem Umfeld interviewt: ihre Großmutter, ihren Vater, ihre Stiefmutter, ihre Geschwister. Aber auch ihren ersten Freund, eine Schulfreundin, mit der sie ein lesbisches Verhältnis hatte, ihre Tanzlehrer – und natürlich auch den Weltstar selbst!
Barbara Victor berichtet nicht nur über Madonnas Karriere, ihren brillanten Geschäftssinn und ihre ungeheure Wandlungsfähigkeit, sie enthüllt auch vieles über das Privat- und Gefühlsleben der Sängerin, etwa über ihre Liebesbeziehungen. Victor erkundet die Höhen, aber auch die Tiefen in Madonnas Leben, wobei sie sich auf Interviews mit Personen stützt, die sie kannten, bevor sie zum Weltstar wurde, und auf Informationen von ehemaligen Liebhabern, Angestellten und Geschäftspartnern.

ISBN 3-404-61486-0

BASTEI
LÜBBE